Keshav Chand
Vikas Jindal
Monika Kumari

Auxílios radiográficos em Implantologia

Keshav Chand
Vikas Jindal
Monika Kumari

Auxílios radiográficos em Implantologia

ScienciaScripts

Imprint

Cover image: www.ingimage.com

This book is a translation from the original published under ISBN 978-620-8-42061-1.

Publisher:
Sciencia Scripts
is a trademark of
Dodo Books Indian Ocean Ltd. and OmniScriptum S.R.L publishing group

120 High Road, East Finchley, London, N2 9ED, United Kingdom
Str. Armeneasca 28/1, office 1, Chisinau MD-2012, Republic of Moldova, Europe
Managing Directors: Ieva Konstantinova, Victoria Ursu
info@omniscriptum.com

Printed at: see last page
ISBN: 978-620-8-61814-8

ÍNDICE

INTRODUÇÃO 2
RADIOGRAFIAS EM MEDICINA DENTÁRIA - UM PASSEIO PELA HISTÓRIA 7
NECESSIDADE DE AVALIAÇÃO IMAGIOLÓGICA PARA IMPLANTES 15
CARACTERÍSTICAS 17
VÁRIAS MODALIDADES DE IMAGIOLOGIA UTILIZADAS PARA IMPLANTES 22
MODALIDADES RECENTES 52
RESUMO E CONCLUSÃO 81
BIBLIOGRAFIA 84

INTRODUÇÃO

Os implantes dentários, também conhecidos como implantes orais ou endósseos, são utilizados para substituir dentes em falta há mais de meio século. São considerados um contributo importante para a medicina dentária, uma vez que revolucionaram a forma como os dentes em falta são substituídos com uma elevada taxa de sucesso[1].

No entanto, os implantes dentários apresentam novos desafios para os dentistas e podem não ser adequados para todos os pacientes, especialmente aqueles com um historial de tabagismo passado ou atual, doença periodontal, diabetes mellitus não controlada ou mal controlada, ou má higiene oral, todos eles factores de risco associados ao fracasso dos implantes.

Nos pacientes clinicamente determinados como bons candidatos a receber implantes dentários, é essencial um exame minucioso e um planeamento cuidadoso para evitar estruturas anatómicas durante a preparação da osteotomia e assegurar a colocação do implante dentário numa posição que maximize o potencial de restauração e preserve a saúde do paciente e a estabilidade a longo prazo do implante[2].

A tecnologia de implantes dentários sofreu alterações dramáticas nos últimos anos e tornou-se uma opção de planeamento de tratamento significativa em dentisteria de restauração[3]. Foram registadas taxas de sucesso a longo prazo que se aproximam dos 95% ou mais[4]. A maior chave para uma colocação de implantes bem sucedida é uma avaliação precisa antes da colocação. A imagiologia desempenha um papel fundamental na avaliação pré-colocação[5].

O sucesso das restaurações com implantes dentários depende, em parte, de informações de diagnóstico adequadas sobre as estruturas ósseas da região oral. Para planear com precisão um procedimento de implante, é essencial obter informações sobre o volume, a qualidade e a topografia do osso num potencial local de implante[6]. É também importante determinar a relação do implante proposto com estruturas anatómicas importantes, tais como nervos, vasos, dentes, pavimento nasal e cavidades sinusais no local do implante[7]. A reabilitação bem-sucedida com implantes está altamente dependente de um diagnóstico e planeamento de tratamento adequados, o que depende de imagens precisas e de uma interpretação hábil[8].

A técnica de imagiologia ideal para a avaliação do osso pré-implante deve ter várias caraterísticas essenciais, incluindo as seguintes dimensões mesio-distal, vestibulolingual, superior-inferior; a capacidade de permitir medições fiáveis e precisas; a capacidade de avaliar a densidade óssea trabecular e a espessura cortical; o acesso e o custo razoáveis para o doente e o risco mínimo de radiação.

As técnicas radiográficas desempenham um papel importante na imagiologia pré-cirúrgica, cirúrgica e pós-protética dos implantes[9].

O objetivo da imagiologia diagnóstica depende da quantidade e do tipo de informação necessária e do período de tratamento previsto. O momento e o tipo de modalidade de imagiologia a utilizar dependem da integração das fases mencionadas abaixo[10].

Fase I (imagiologia pré-cirúrgica do implante) para determinar a qualidade e a quantidade de osso e uma aproximação do local do implante com as estruturas críticas, bem como para planear a orientação do implante, todas as informações cirúrgicas e protéticas necessárias são obtidas nesta fase.

Fase II (imagiologia cirúrgica e intra-operatória de implantes) juntamente com a posição e orientação ideais do implante, a imagiologia intra-operatória de implantes ajuda a avaliar a cicatrização e a integração dos locais de cirurgia. A posição correta do pilar e o fabrico da prótese são assegurados nesta fase.

Fase III (imagiologia pós-protética de implantes): esta fase começa a partir da colocação do implante e dura enquanto o implante permanecer no maxilar. A sequência radiográfica para a imagiologia da fase III é a imagiologia pós-protética, seguida da imagiologia de recuperação e manutenção e de uma avaliação da alteração do osso alveolar[11].

Até ao final da década de 1980, as técnicas radiográficas convencionais, como as radiografias intra-orais, as vistas cefalométricas e panorâmicas, eram os padrões aceites. A partir daí, muitos desenvolvimentos em técnicas de imagem transversal, como a tomografia em espiral e os tomogramas computorizados reformatados, tornaram-se cada vez mais populares na avaliação e planeamento pré-operatório de pacientes que necessitam de implantes[12].

Uma vez que as modalidades de radiografia convencionais fornecem representações 2D de estruturas 3D. Por conseguinte, a imagiologia 3D é essencial para os implantologistas antes da colocação de implantes dentários osseointegrados[13].

Assim, o avanço da tecnologia radiográfica, incluindo a TC, a TC de feixe cónico, o Dentascan, a tomografia em espiral, a tomografia Liner, a tomografia computorizada interactiva Transtomografia seccional, as estruturas de imagiologia do software são cada vez mais consideradas essenciais para uma terapia de implantes ideal[14].

O objetivo desta dissertação da biblioteca é discutir a radiografia de implantes dentários e, mais especificamente, a seleção adequada e as radiografias no tratamento de implantes. Os implantologistas e radiologistas dispõem atualmente de uma variedade de modalidades de imagiologia, mas devem selecionar as modalidades adequadas com base no seu conhecimento das vantagens e limitações das modalidades. As excelentes modalidades atualmente existentes podem certamente aumentar o sucesso da colocação de implantes[15].

RADIOGRAFIAS EM MEDICINA DENTÁRIA - UM PASSEIO PELA HISTÓRIA

Três pessoas proeminentes exemplificam os temas descritos na secção "Objectivos de Investigação": o desenvolvimento da tecnologia, a disseminação da informação sobre raios X aos dentistas e o aumento das preocupações com a segurança. **Wilhelm Conrad Roentgen** foi o primeiro a descobrir os raios X e a criar o aparelho. **Charles Edmund** Kells foi fundamental na divulgação de informações sobre os raios X aos dentistas. William Herbert Rollins foi o primeiro a questionar a segurança dos raios X[16].

O professor Wilhelm Conrad Roentgen, físico bávaro, descobriu acidentalmente os raios X em 8 de novembro de 1895[(17)]. A sua primeira cobaia humana foi a sua mulher, **Anna Bertha Roentgen**. Descobriu que os raios misteriosos formavam a luz e chamou-lhes "raios X". Estes raios eram capazes de atravessar objectos e de deixar imagens dos mesmos em placas fotográficas. Roentgen fez a sua descoberta em novembro de 1895 e, em dezembro do mesmo ano, tornou a informação pública[16].

Antes do início do século XIX, os dentistas só podiam diagnosticar problemas dentários ouvindo os sintomas dos pacientes e olhando para o interior das suas bocas - os profissionais de medicina dentária tinham de imaginar o que estava a acontecer abaixo das linhas das gengivas dos pacientes. A descoberta dos raios X e a invenção da imagiologia por raios X mudaram tudo isso.

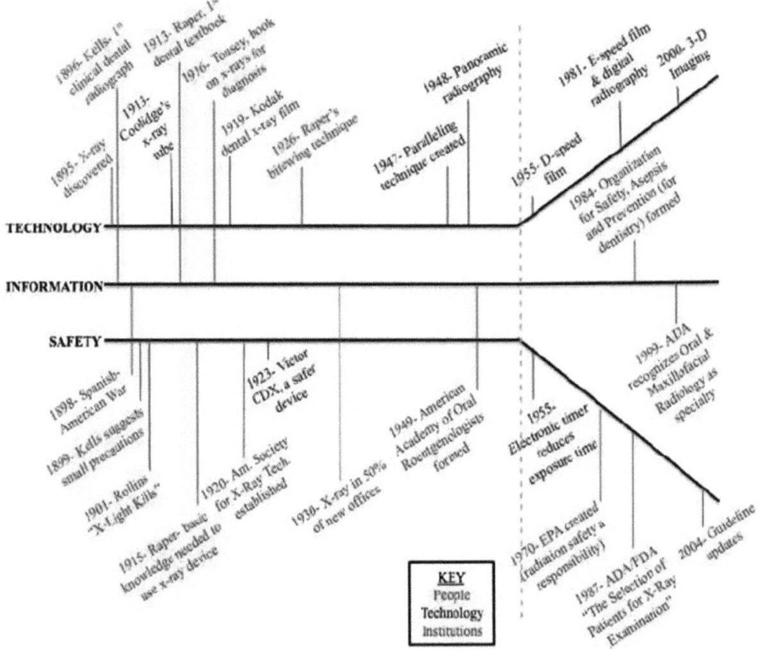

Figura 1

Esta linha cronológica ilustra a história da conceção da investigação sobre raios X dentários. As pessoas, os artefactos tecnológicos e os actores institucionais são analisados seguindo as mudanças na tecnologia, informação e preocupações de segurança entre 1890 e 1955. Durante este período, a radiografia tornou-se uma ferramenta omnipresente na medicina dentária, que continuou a desenvolver-se após a década de 1950.

PERÍODO (1890-1904)

A primeira radiografia dentária de bitewing, cujo tempo de exposição era de cerca de 25 minutos devido à combinação da falta de fiabilidade da saída do gerador e da sensibilidade relativamente baixa do recetor, foi realizada em si próprio pelo Dr. Otto Walkhoff em 1896, que a revestiu manualmente com emulsão de prata fotográfica[18]. ***O trabalho de Walkoff ilustrou como a radiografia poderia ser relevante para a medicina dentária[19].***

Para além da tortura do longo tempo de exposição, era preciso aceitar outros inconvenientes, como a perda de cabelo, por exemplo[20].

Louis Richard Chauvin e **Félix Allard** introduziram a sua própria técnica e a aplicação prática dos raios X. **Frank Harrison** em Inglaterra; **William James Morton Junior** foram os primeiros utilizadores dos raios X, nos Estados Unidos. Publicou os primeiros skiagraphs dentários nos EUA, o primeiro artigo no Dental Cosmos de 24 de abril de 1896. A partir deste ponto de emergência dos electrões, os raios X espalham-se em todas as direcções[21].

O Dr. C. Edmund Kells, um dentista que exercia a sua atividade no Sul profundo, tornou-se um pioneiro na profissão de Medicina Dentária e Medicina com as suas numerosas invenções e publicações. Em julho de 1896, **Kells** tirou a primeira radiografia dentária a mostrar a boca de uma pessoa viva nos Estados Unidos[22]. **Kells** continuou a ter várias publicações e apresentações que promoviam a utilização da tecnologia de raios X na medicina dentária. Para além das suas muitas invenções, como o dispositivo de sucção dentária, **Kells** também concebeu instrumentos para tirar radiografias orais, nomeadamente um dispositivo para segurar a película[22]. Ao longo da sua carreira, **Kells** continuou a ser um ávido apoiante da utilização da tecnologia de raios X no consultório dentário, mas também alertou para a má utilização da tecnologia. Durante a primeira metade do século XX, as radiografias eram utilizadas como prova indicando a necessidade de extração de dentes. Profissionais como **Kells** criticaram essa prática, que foi popularizada durante a era da teoria da infeção focal[22].

Em 1897, o professor francês **Béclère** criou o primeiro laboratório de radiologia no seu serviço do Hospital Tenon[23].

William Herbert Rollins é conhecido pelo seu trabalho e apoio à implementação de procedimentos de segurança aquando da realização de radiografias. Rollins tomou conhecimento da descoberta **de Roentgen**

muito cedo e começou imediatamente a trabalhar na aplicação dos raios X à medicina dentária. Inventou um fluoroscópio dentário, um dispositivo semelhante à máquina de raios X. O fluoroscópio, no entanto, não produz uma imagem estagnada; fornece um feedback visual constante. Rollins também fez experiências com eletricidade como forma de anestesia[23]. Apenas alguns anos após a sua experimentação, Rollins notou queimaduras em áreas do seu corpo que eram frequentemente expostas à radiação de raios X, como as suas mãos. Ele sugeriu que os dentistas e outras pessoas expostas a raios X se protegessem adequadamente usando equipamento, como óculos revestidos a chumbo[24].

Nos acidentes consecutivos com o uso de raios X, **o Dr. Rollins** afirma que o agente deletério está relacionado principalmente com as radiações de Roentgen[16].

Durante a primeira década após a descoberta dos raios X, pessoas nos domínios da medicina, da medicina dentária e da física ajudaram a tirar a tecnologia da obscuridade. A imagem de raios X era uma parte integrante da tecnologia, o que ajudou a tornar isto possível[25].

Esta primeira década da radiografia foi marcada por uma série de apresentações, que estrearam a radiografia a pessoas como o dentista **Charles Edmund Kells** e o médico **William J. Morton**, ambos fortes apoiantes da utilização da radiografia em medicina dentária[26]. Ironicamente, Kells foi agora apelidado de mártir dos raios X. Expôs-se aos raios X durante mais de uma década, o que acabou por provocar a perda dos dedos, depois da mão, do braço e do ombro[27]. Após vários anos de luta contra o cancro e as cirurgias relacionadas com os raios X, **Kells** suicidou-se no seu consultório dentário na primavera de 1928[22].

PERÍODO (1905-1923)

No primeiro quartel do século XX, os dentistas incorporaram a tecnologia dos raios X no campo da medicina dentária. Embora os dentistas e a boca estivessem presentes no início da vida dos raios X, a tecnologia não se tornou específica da medicina dentária até ao período entre 1905 e 1923. O evento culminante foi o fabrico da primeira máquina de raios X dentários em 1923 pela Victor X-Ray Company em Chicago, Illinois[28].

Neste período, registou-se um grande número de alterações tecnológicas que abrangeram todos os aspectos da tecnologia de raios X, desde o desenvolvimento da película até à técnica de exposição aos raios X, em oposição apenas aos aparelhos básicos.

A produção destes componentes e a divulgação da tecnologia de raios X foram efectuadas por instituições como a Victor X-Ray Corporation, a Eastman Kodak Company e a American Society for X-Ray Technicians[29].

PERÍODO (1924-1955)

Os anos que se seguiram à introdução da tecnologia de raios X na medicina dentária foram a altura em que esta se tornou totalmente integrada no campo. Isto foi facilitado por aperfeiçoamentos da técnica desenvolvidos por pessoas proeminentes como H.R. Raper, o primeiro a escrever um livro de texto dentário, e **F. Gordon Fitzgerald**, o pai da radiografia dentária moderna. A tecnologia também desempenhou um papel importante neste período da história dos raios X[30].

No final da década de 1950, a prática de tirar radiografias tinha-se tornado uma parte comum da experiência do exame dentário[31].

Na década de 1980, foi introduzida a radiografia digital, que diminuiu o processo de radiografia porque eliminou a necessidade de revelar a película[32]. Surgiu também a tecnologia da tomografia computorizada com imagens tridimensionais[33].Em 1999, a Associação Dentária Americana reconheceu a Radiologia Oral e Maxilofacial (RMO) como uma especialidade. A segurança também progrediu drasticamente desde a época de Rollins.

Tecnologias como o temporizador eletrónico reduziram o tempo de exposição aos raios X, enquanto instituições como a Agência de Proteção Ambiental (EPA), a ADA e a FDA distribuíram responsabilidades pela regulamentação e estabelecimento de diretrizes para a utilização de raios X dentários.

A história da radiografia dentária é complexa e assumiu um "carácter capilar"[34].

A avaliação radiográfica dos tecidos dentários e periodontais é um segmento crítico do exame oral completo, especialmente para os doentes com implantes, em que a imagiologia é um complemento de diagnóstico importante para a avaliação clínica.

A passagem de técnicas de imagiologia bidimensional para imagiologia tridimensional e software de planeamento cirúrgico para colocação de implantes afectou profundamente a ciência da implantologia[35].

Com a ajuda destas modalidades de imagiologia, é agora possível planear com maior exatidão e colocar implantes dentários com maior precisão[36].

NECESSIDADE DE AVALIAÇÃO IMAGIOLÓGICA PARA IMPLANTES

Pre-operative[37,38,39]

Durante a fase pré-operatória, a imagiologia do implante pode ser utilizada para determinar.

- Posição e tamanho das estruturas anatómicas normais relevantes
- Forma e tamanho do antro
- Presença de doença óssea subjacente
- Presença de raízes retidas ou dentes enterrados
- Qualidade do osso alveolar que permite a medição direta da altura, largura e forma
- Qualidade/densidade do osso
- Quantidade de osso cortical restante
- Densidade do osso esponjoso
- Tamanho dos espaços trabeculares.

Pós-operatório

Durante a fase pós-operatória, as imagens do implante podem ser utilizadas para determinar

- Posição da fixação no osso e sua relação com a estrutura anatómica próxima
- Cicatrização e integração da fixação no osso
- Nível ósseo peri-implantar e qualquer perda óssea vertical subsequente
- Desenvolvimento de qualquer doença associada - peri-implantite
- Encaixe do pilar na fixação
- Encaixe do pilar na coroa/prótese
- Possível fratura da prótese do implante.

CARACTERÍSTICAS

OBJECTIVO DA RADIOGRAFIA

O objetivo da imagiologia do local do implante é decidir se o tratamento com implantes é adequado para o doente, conhecer a localização de estruturas anatómicas vitais, como o nervo alveolar inferior e a extensão do seio maxilar, para a avaliação da quantidade de osso, como a altura do processo alveolar, a largura bucolingual, a angulação, e a deteção de possíveis rebaixos e concavidades, para identificar quaisquer possíveis condições patológicas, para estimar o comprimento e a largura do implante a inserir, o número adequado de implantes, a localização e a orientação, e a possível necessidade de tratamento adicional antes da colocação do implante, por exemplo, procedimentos de aumento ósseo, e para estimar o prognóstico[40,41,42,43,44].

SELECÇÃO DE UM MÉTODO RADIOGRÁFICO

Existem vários princípios básicos de radiografia que devem orientar o clínico na seleção de uma técnica de imagiologia adequada[18].

- Deve haver um número e tipo adequados de imagens para fornecer a informação anatómica necessária.
- O tipo de técnica de imagiologia selecionada deve ser capaz de fornecer as informações necessárias com precisão e exatidão dimensional adequadas.
- Tem de haver uma forma de relacionar as imagens com a anatomia do doente.
- Seja qual for a técnica utilizada, o feixe de raios X do doente e o recetor de imagem devem ser posicionados de forma a minimizar a distorção.
- A informação de imagiologia deve ser equilibrada com a dose de radiação e o custo financeiro para o doente. O princípio ALARA deve reger a seleção se mais do que uma técnica for viável[45]. A filosofia ALARA (As Low As Reasonably Achievable) reconhece que, não importa quão pequena seja a dose de radiação, algum efeito adverso pode resultar[46,47].

CARACTERÍSTICAS DA MODALIDADE DE IMAGIOLOGIA IDEAL

De acordo com Pharoah MJ 1993[48]

1. Vistas transversais para a visualização da relação espacial de estruturas internas, como o canal alveolar inferior, e como meio de obter dimensões exactas nos planos vertical e horizontal.

2. Distorção mínima da imagem para permitir medições exactas.

3. Representação da densidade do osso esponjoso e da espessura das placas corticais do osso. Isto é importante se for necessária uma estabilização inicial do implante.

4. Relação espacial das secções transversais da mandíbula e do maxilar entre si.

5. Um meio simples de identificar a localização exacta de cada imagem de corte transversal no local do implante que pode ser fornecido no momento da colocação cirúrgica.

6. Disponibilidade imediata e custo razoável.

7. A dose de radiação do doente deve ser tão reduzida quanto possível.

Classificação óssea relacionada com a implantologia dentária

Escala de classificação do osso alveolar **de Lekholm e Zarb**

De acordo com este sistema, o osso alveolar foi dividido em 4 classes:

1. Quase todo o maxilar é composto por osso compacto homogéneo.
2. Uma camada espessa de osso compacto envolve um núcleo de osso trabecular denso.
3. Uma fina camada de osso compacto envolve um núcleo de osso trabecular denso de resistência favorável.
4. Uma fina camada de osso compacto envolve um núcleo de osso trabecular de baixa densidade.

A qualidade do local do implante em termos de proporção relativa e densidade do osso cortical e medular foi frequentemente avaliada utilizando um esquema de classificação[49].

*Método de **Lindh et al** de classificação do osso alveolar*

É um método recente de classificação baseado em radiografias periapicais que classifica o osso medular como A) Denso B) Esparso e C) Trabeculação densa e esparsa alternada[50].

Classificação da densidade óssea de Misch

Dl - Osso cortical denso, D2 - Osso cortical denso a poroso na crista e osso trabecular grosseiro no interior, D3 - Osso cortical poroso fino na crista e osso trabecular fino no interior, D4 - Osso trabecular fino e D5 - Osso imaturo, não mineralizado[51].

Densidade óssea radiográfica

A densidade óssea pode ser determinada com maior precisão através de radiografias tomográficas, especialmente tomografias computorizadas. A tomografia computorizada (TC) produz imagens axiais da anatomia do doente, perpendiculares ao eixo do corpo. O osso muito macio observado após alguns enxertos ósseos pode ser de 100 a 300 unidades.

A densidade óssea pode ser diferente perto da crista em comparação com a região apical onde está planeada a colocação do implante. A região mais crítica em termos de densidade óssea é a crista de 7 a 10 mm de osso. Por conseguinte, quando a densidade óssea varia da região mais crestal para a região apical em redor do implante, os 7 a 10 mm da crista determinam o protocolo do plano de tratamento[52].

VÁRIAS MODALIDADES DE IMAGIOLOGIA UTILIZADAS PARA IMPLANTES

As imagens radiográficas podem fornecer ao dentista uma silhueta de todo o maxilar ou de uma região específica da mandíbula ou da maxila com as vistas anteriores e posteriores completas sobre o eixo vertical ou horizontal em 2 dimensões ou, de preferência, em 3 dimensões. Quanto melhor for a resolução e mais nítida for a imagem, mais fácil será para o dentista trabalhar com a máxima precisão. Isto permitirá ao dentista visualizar a região onde o implante vai ser colocado, bem como a altura e a largura do osso e a localização das estruturas anatómicas vitais em redor dessa região. As radiografias também fornecem a qualidade e a quantidade do osso, bem como a proximidade de feixes neurovasculares, forames ou espaços aéreos. Naturalmente, ao colocar um implante, o dentista deve ter o cuidado de o colocar longe do feixe neurovascular e de outros tecidos vitais para evitar qualquer tipo de complicação[53].

Os objectivos do diagnóstico por imagem dependem de vários factores. Estes incluem a quantidade e o tipo de informação necessária e o período de tempo do tratamento efectuado. Para que a colocação do implante seja bem sucedida, deve haver 1 - 1,5 mm de osso de cada lado e 1 - 2 mm de osso entre a base da fixação e as estruturas vitais adjacentes, tais como a fossa nasal, o pavimento do seio e o canal mandibular. Existem muitos factores que desempenham um papel na decisão da modalidade de imagem a utilizar[53].

Tipos de modalidades de imagiologia

O critério de seleção de uma técnica de diagnóstico por imagem depende dos requisitos clínicos do doente. A técnica selecionada deve fornecer o máximo de informação sobre a respectiva região e deve possuir o menor risco radiológico. A técnica ideal deve permitir ao médico dentista visualizar a região considerada para a colocação de implantes nas dimensões mesiodistal, vestibulolingual e superior-inferior. Deve também permitir medições precisas e ter a capacidade de avaliar a densidade óssea trabecular e a espessura cortical[54]. As modalidades de imagem utilizadas podem ser descritas como analógicas ou digitais e bidimensionais ou tridimensionais.

As técnicas de imagiologia analógica são as radiografias periapicais, oclusais, panarómicas e cefalométricas laterais, que são sistemas bidimensionais. As técnicas de imagiologia digital incluem a ressonância magnética, a tomografia computorizada e a TAC de feixe cónico, que são sistemas tridimensionais.

Os exames imagiológicos devem ser realizados com o objetivo de obter a máxima relação benefício/risco. As várias modalidades de imagiologia úteis para a colocação de implantes são:

Técnicas convencionais

1. Radiografia periapical
2. Radiografia de aspiração de mordida
3. Radiografia oclusal
4. Radiografia cefalométrica
5. Radiografia panorâmica
6. Transtomografia
7. Radiografia digital
8. Ultra-sons.

Embora o osso da crista possa ser acedido através de uma radiografia bitewing, continua a ter um valor limitado na imagiologia de implantes porque não tem outras vantagens associadas. Da mesma forma, as radiografias oclusais maxilares e mandibulares produzem imagens distorcidas do maxilar; por conseguinte, não são utilizadas na imagiologia de implantes.

Técnicas avançadas

9. Ressonância magnética

10. Tomografia convencional

11. Tomografia computorizada

12. Tomografia computorizada de feixe cónico

Radiografia periapical (PA)

A radiografia periapical intra-oral fornece imagens com talvez os maiores pormenores de qualquer técnica de imagiologia. É normalmente utilizada nas fases iniciais do planeamento para detetar a presença de qualquer patologia, a localização aproximada das estruturas anatómicas e para estimar a qualidade do osso trabecular. Fornece uma imagem com melhor nitidez e, portanto, pode ser usada para obter com precisão a medição ao longo da direção horizontal, especificamente a proximidade das raízes adjacentes, facilitando a colocação de implantes com maior precisão sem afetar as estruturas vitais[55].

Devem ser seguidas determinadas diretrizes ao utilizar a radiografia periapical. A técnica do ângulo de paralelização tem de ser utilizada, caso contrário será criada uma imagem com encurtamento e alongamento. As radiografias periapicais são obtidas colocando a película intra-oralmente paralela ao corpo do alvéolo com o feixe central do dispositivo de raios X colocado perpendicularmente ao alvéolo na região de interesse. Isto produz uma vista lateral do alvéolo com maior nitidez, ampliação mínima e distorção insignificante.

No entanto, o encurtamento ocorre quando o feixe de raios X é perpendicular à película, mas o objeto não é paralelo à película. O alongamento ocorre quando o feixe de raios X está orientado perpendicularmente ao objeto, mas não à película. A imagem obtida pode ser ampliada com uma lente ou pode ser melhorada digitalmente num ecrã de computador para uma melhor compreensão da região de interesse[55].

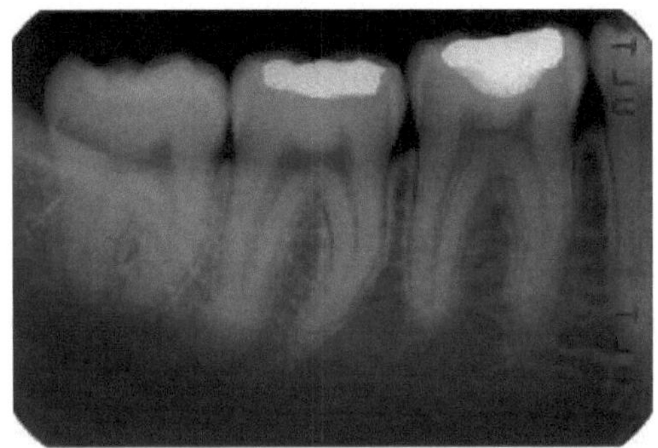

Figura 1

A técnica de exposição de radiografias periapicais em cone longo paralelo é a técnica de eleição pelas seguintes razões Redução da dose na pele; ampliação mínima; é demonstrada uma relação minimamente distorcida entre a altura do osso e os dentes adjacentes. Deve ser recordado que, para tirar o máximo partido da técnica de paralelização de cones longos, esta deve ser efectuada utilizando um colimador longo com uma distância filme-focal de aproximadamente 30 cm.

Radiografia periapical

As vantagens da radiografia periapical incluem

1. É utilizado para implantes de um único dente em regiões com uma largura óssea abundante na fase pré-prostética.

2. Na fase pré-cirúrgica: A PA fornece uma imagem plana de alta resolução de uma região limitada dos maxilares.

3. Na fase cirúrgica: É utilizado para determinar a profundidade, a posição e a orientação do implante/ostetomia.

4. Na fase pós-protética: podem ser obtidas imagens de alta qualidade do implante dentário e do osso alveolar adjacente.

5. A posição da fonte de radiação representa a precisão e a reprodutibilidade do PA com uma variação que pode atingir os 20°.

6. Avaliação da reabsorção óssea peri-implantar durante o acompanhamento.

7. As medições lineares nas direcções vertical e horizontal são precisas se for utilizada a técnica de paralelização para evitar a distorção da imagem.

8. Prontamente disponível

9. Relativamente pouco dispendioso

10. Baixa exposição à radiação.

Desvantagens da radiografia periapical

1. Na fase pré-cirúrgica: uma técnica paralela elimina a distorção e limita a ampliação a menos de 10%3.

2. Apenas uma pequena área da mandíbula é visível em cada imagem.

3. Não é fornecida uma vista em corte transversal do processo alveolar.

4. Diminuição do valor na determinação da densidade ou mineralização óssea.

5. Valor limitado na determinação da quantidade de osso.

RADIOGRAFIA OCLUSAL

As radiografias oclusais são radiografias planas. A radiografia oclusal produz imagens de alta resolução. As radiografias intra-orais oclusais são capazes de demonstrar quase todo o processo alveolar da maxila ou da mandíbula[56].

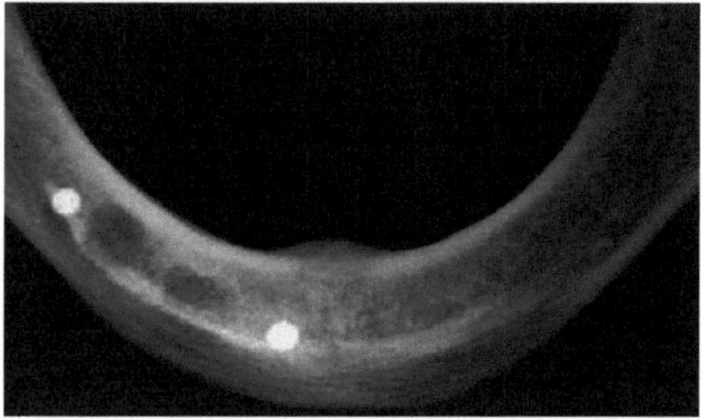

Figura 2

Radiografia oclusal

As radiografias oclusais transversais da mandíbula dão alguma informação sobre a dimensão vestibulolingual da mandíbula, mas esta informação só é exacta no que diz respeito ao aspeto inferior do corpo e não à largura do rebordo alveolar onde o implante vai ser colocado[57].No entanto, uma verdadeira vista transversal no plano axial, não obstruída por sobreposição, só é possível no arco mandibular. O grau de mineralização do osso trabecular não é determinado a partir desta projeção, e a relação espacial entre estruturas críticas, como o canal mandibular e o forame mental e o local proposto para o implante, perde-se com esta projeção. Como resultado, as radiografias oclusais raramente são indicadas para as fases de diagnóstico pré-protético em implantologia[56].

RADIOGRAFIA CEFALOMÉTRICA

A radiografia cefalométrica pode ser obtida em projecções laterais e oblíquas. Estas fornecem uma imagem individual da relação entre a maxila, a mandíbula e a base do crânio no plano médio-sagital. As projecções obtidas apresentam normalmente uma ampliação de 10% com um objeto focal de 60 polegadas e uma distância objeto-filme de 6 polegadas.

As projecções cefalométricas laterais e oblíquas laterais (45*) fornecem informação do processo alveolar maxilar e mandibular no plano sagital médio[58]. A dimensão vertical do processo alveolar na região posterior pode ser obtida rodando a cabeça do doente de modo a que o corpo da mandíbula fique paralelo ao plano do filme. Como uma visão transversal dos maxilares é obtida apenas na região anterior da linha média, o uso dessa técnica para a mensuração da dimensão horizontal do processo alveolar é aplicável apenas a essa área[59]. Vários estudos têm demonstrado que a sobreposição de radiografias cefalométricas oblíquas pode ser utilizada para determinar o movimento dentário em casos de implantes.

Foi demonstrado que as radiografias cefalométricas laterais oblíquas fornecem medições reprodutíveis da altura da mandíbula, mas a informação continua a ser bidimensional e é necessário ter cuidado para evitar erros de posicionamento devido à angulação do feixe.

A radiografia cefalométrica lateral é útil porque demonstra a geometria do alvéolo na região anterior e a relação da placa lingual com a anatomia esquelética do paciente. (Misch CE 1990)

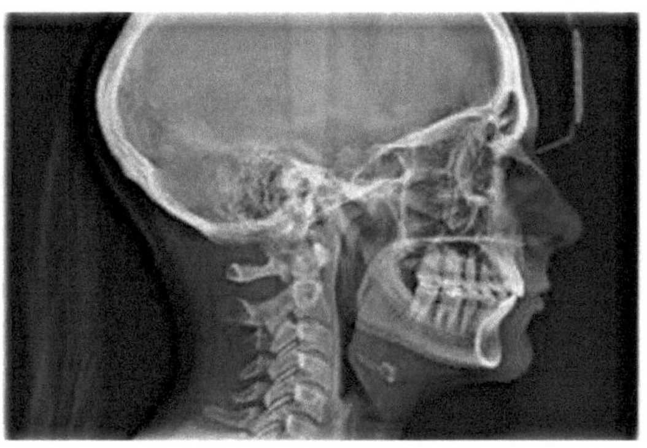

Figura 3

Imagem cefalométrica

Vantagens:

1. Uma imagem em corte transversal dos maxilares pode ser demonstrada nas regiões dos incisivos laterais ou dos caninos, rodando ligeiramente o cefalómetro. Os implantes têm frequentemente de ser posicionados nas regiões anteriores adjacentes à placa lingual.

2. Demonstra a geometria do alvéolo na região médio-anterior e a relação da placa lingual com a anatomia esquelética do paciente.

3. É útil para pacientes completamente desdentados, uma vez que pode ajudar a avaliar a altura do osso utilizando a imagem transversal do alvéolo, a relação coroa/implante, a inclinação dos dentes anteriores na prótese.

Desvantagens:

1. A geometria dos dispositivos de imagiologia cefalométrica resulta numa ampliação de 10% da imagem com um objeto focal de 60 polegadas e uma distância objeto-filme de 6 polegadas.

2. Não demonstra a qualidade do osso, onde os raios centrais do aparelho de raios X são tangentes ao alvéolo.

3. A informação é limitada à zona da linha média.

4. O acesso a uma máquina cefalométrica é difícil.

5. Esta técnica radiográfica é sensível à técnica do operador e, se for incorretamente posicionada, resultará numa imagem distorcida.

6. Uma vez que as radiografias cefalométricas laterais utilizam ecrãs de intensificação, a resolução e a nitidez ficam comprometidas em comparação com as técnicas radiográficas intra-orais.

RADIOGRAFIA PANORÂMICA

A radiografia panorâmica é vital para a avaliação inicial das dimensões ósseas e para a deteção de condições patológicas no planeamento do tratamento. A radiografia panorâmica é uma técnica radiográfica tomográfica de plano curvo utilizada para representar a localização e a dimensão da metade inferior do seio maxilar, da cavidade nasal, do canal alveolar inferior e do forame mental numa única imagem. Embora a imagem produzida pela técnica panorâmica seja relativamente nítida, é muitas vezes difícil posicionar a maxila e a mandíbula de pacientes edêntulos de modo a que ambas caiam dentro da calha focal projectada do aparelho de raios X panorâmico. Isto leva a distorção e ampliação, especialmente na região anterior, que pode chegar a 25%. A ampliação varia mais na direção horizontal (16%) do que na direção vertical (10%) devido ao foco de projeção. No plano vertical, a fonte eficaz de projeção é o ponto focal no tubo de raios X, enquanto no plano horizontal é o centro de rotação do feixe de raios X. Assim, a variação no plano horizontal deve-se à alteração da distância entre o centro de rotação e a película e à alteração da taxa de movimento da película em relação à do feixe de raios X. Este problema resulta num erro de medição linear de aproximadamente 3,0 mm. No entanto, quando o fator de ampliação pode ser determinado, estas imagens panorâmicas demonstraram ser razoavelmente precisas (dentro de 1 mm) para avaliar a distância entre a crista do rebordo e o bordo superior do canal alveolar inferior.

As medições verticais não são fiáveis devido ao encurtamento ou alongamento das estruturas anatómicas, uma vez que o feixe de raios X não é perpendicular ao eixo longo das estruturas anatómicas ou ao plano da película. Existem várias formas de evitar estes problemas, sendo a mais comum a utilização de stents cirúrgicos em acrílico com esferas metálicas de dimensões conhecidas. As radiografias panorâmicas são utilizadas para a avaliação longitudinal do sucesso do implante. As imagens panorâmicas permitem uma visualização mais ampla dos maxilares e das estruturas anatómicas adjacentes.

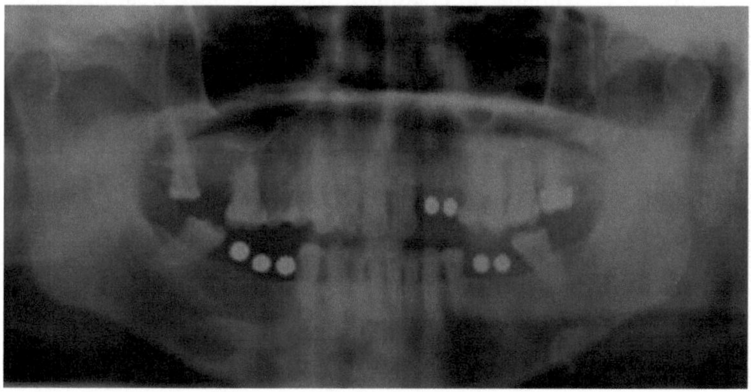

Figura 4

Ortopantograma tirado com uma bola de metal colocada em cera na zona edêntula

Algumas máquinas panorâmicas têm ampliações variadas e pouco fiáveis (25 a 30%). A ampliação é mais pronunciada nas áreas posteriores do que nas anteriores.

Vantagens:

1. Fácil identificação dos pontos de referência opostos.
2. Avaliação fácil da altura vertical do osso.
3. Podem ser efectuadas estimativas preliminares do osso alveolar da crista e dos limites da cortical.
4. Realizado com comodidade, facilidade e rapidez.
5. Pode ser avaliada a anatomia macroscópica dos maxilares e qualquer patologia relacionada.
6. Imagens completas de ambos os maxilares numa única película.

Desvantagens:

A avaliação da morfologia dos tecidos duros, da densidade e da qualidade óssea é difícil devido à sobreposição múltipla de imagens de outras estruturas nos maxilares.

- Não fornece informações sobre a dimensão da secção transversal vestibulolingual ou a inclinação do rebordo alveolar.

- Avaliação imprecisa da distância mesiodistal devido ao posicionamento inadequado do paciente e/ou variações individuais na curvatura da mandíbula.

- Não representa as relações espaciais entre as estruturas e a quantificação dimensional do local do implante.

- Ampliação inerente ao sistema.

- Erros de posicionamento do doente.

- O doente tem de sair da sala de cirurgia e permanecer imóvel para efeitos de imagiologia.

- A resolução da imagem é menor em comparação com as imagens periapicais.

TRANSTOMOGRAFIA

Num estudo realizado para ilustrar a utilização da transtomografia para a colocação de implantes utilizando um guia radiográfico radiopaco e para avaliar a precisão da técnica, concluiu-se que o exame transtomográfico realizado com um guia de referência radiográfico durante a cirurgia de implantes pode fornecer a informação necessária e precisa para a colocação de implantes[60,61].

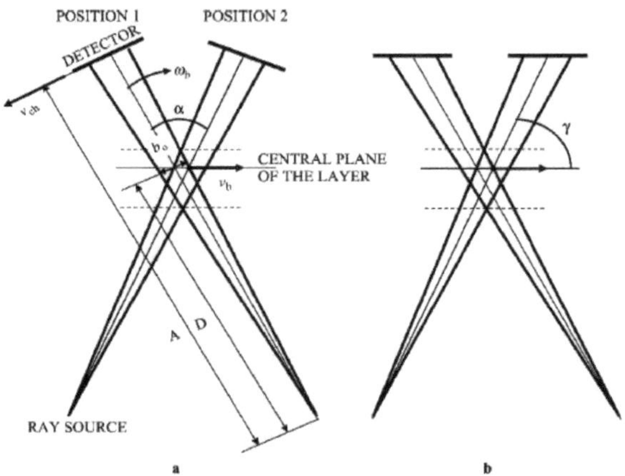

Figura 5

Esta técnica permite a apreciação da relação espacial entre as estruturas críticas e o local do implante e a quantificação da geometria do local do implante. As camadas tomográficas são espessas e possuem estruturas adjacentes que são desfocadas e sobrepostas na imagem, limitando a utilidade desta técnica para sítios individuais, especialmente nas regiões anteriores onde a geometria do alvéolo muda rapidamente. Esta técnica não é útil para determinar as diferenças na maioria das densidades ósseas ou identificar doenças no local do implante[62,63].

Desenho esquemático da nova técnica transtomográfica. São mostradas duas posições que representam as posições finais em que o movimento pendular do feixe muda de direção à medida que percorre todo o ângulo tomográfico a. Isto corresponde a metade do ciclo sinusoidal do movimento pendular. Em simultâneo com este movimento, o centro de rotação do feixe desliza ao longo do plano central da camada. São apresentados os parâmetros essenciais para o cálculo da velocidade própria das cargas em movimento no detetor CCD e da velocidade angular do movimento pendular do feixe. (a) O detetor posicionado perpendicularmente ao raio central do feixe. (b) O detetor posicionado paralelamente ao plano central da camada.

Welander et al. descreveram como as imagens digitais diretas transtomográficas podem ser obtidas através da combinação do movimento de translação com o movimento pendular do feixe e do detetor em máquinas panorâmicas avançadas[64].

Vantagens:

- As imagens podem ser utilizadas para os mesmos fins que a tomografia convencional.

- Os resultados imediatos podem ser obtidos através de um programa de computador no intra-operatório (especialmente durante procedimentos cirúrgicos cegos) e as medições podem ser efectuadas no ecrã. Isto é conseguido através do posicionamento do doente com uma chave de silicone individualizada. Isto permite uma distorção limitada das imagens em comparação com os tomógrafos convencionais e a TAC.

RADIOGRAFIA DIGITAL

Vantagens:

- A imagem resultante pode ser modificada de várias formas, como a escala de cinzentos, o brilho, o contraste e a inversão[65].
- Os programas informáticos (por exemplo, Sim Implant) permitem a calibração de imagens ampliadas, assegurando assim medições exactas[66].
- As imagens são formadas instantaneamente durante a fase cirúrgica.

Desvantagens:

- O tamanho e a espessura do sensor e a posição do cabo de ligação tornam o posicionamento do sensor mais difícil em determinados locais.

Radiografia de subtração digital

A radiografia de subtração digital (DSR) é uma técnica utilizada para determinar as alterações qualitativas que ocorrem entre duas imagens obtidas em momentos diferentes. O método de subtração foi introduzido por **B.G. Zeides des Plantes** na década de 1920. A primeira imagem é a imagem de base e a segunda imagem mostra as alterações que ocorreram desde a altura em que a primeira imagem foi tirada[67]. A subtração é mais precisa do que a PA na representação de alterações, como o volume ósseo e a mineralização óssea, como tons escuros ou claros de cinzento. Também pode representar alterações vestibulares e linguais no osso alveolar. No entanto, esta técnica tem uma utilização limitada na prática clínica devido à dificuldade em obter uma PA reprodutível.

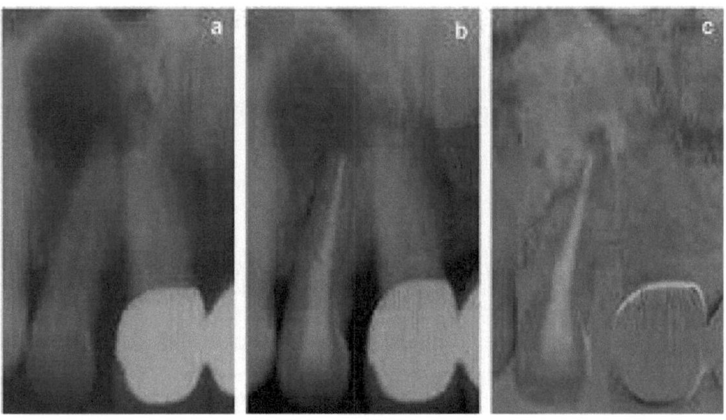

Figura 6

Imagem mostrando a radiografia de subtração digital.

Imagem por ressonância magnética (MRI)

A ressonância magnética (MRI) não utiliza radiação ionizante. Em vez disso, o doente é colocado num forte campo magnético e sujeito a impulsos curtos de ondas de rádio. A RMN baseia-se no fenómeno da ressonância magnética nuclear (RMN), que foi descrito pela primeira vez de forma independente por dois grupos de trabalhadores nos EUA[68,69].

A sua aplicação no domínio da implantologia é de origem recente. A sua utilização é sobretudo em casos em que a imagiologia de tecidos moles está indicada, como técnica de imagiologia secundária quando as modalidades de imagiologia primárias falham, para visualizar a gordura no osso trabecular e para diferenciar o canal alveolar inferior e o feixe neurovascular do osso trabecular adjacente.

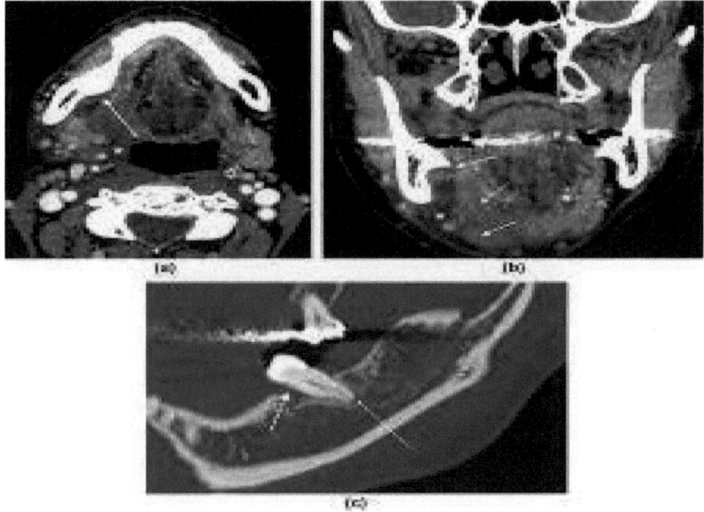

Figura 7

A principal preocupação na utilização da RMN como modalidade de imagiologia após a colocação de implantes é a possibilidade de artefactos. São observados grandes artefactos nos casos em que os componentes do implante são de natureza ferromagnética. Além disso, submeter o doente com implantes dentários à RM pode resultar no aquecimento do implante e na atração translacional[70].

Estudos demonstraram que a precisão geométrica do nervo mandibular com a RM é comparável à da TC e é um método de imagem preciso para o planeamento do tratamento com implantes dentários. No entanto, a RM não é útil para caraterizar a mineralização óssea ou para identificar doenças ósseas ou dentárias[71,72].

Ressonância magnética de implantes maxilares

Gray, Redpath e Smith ilustraram o âmbito da RMN utilizada para obter informações seccionais antes de um implante dentário osseointegrado ser colocado no osso[73].

Vantagens:

1. Os pormenores do osso disponível e a delimitação entre osso cortical e esponjoso podem ser claramente observados na RM. Este facto ajuda a obter informações sobre o comprimento máximo do implante, as angulações e a estabilidade.

2. As estruturas vitais são claramente visíveis, o que permite obter bons resultados clínicos.

3. É especialmente benéfico no caso de imagiologia de tecidos moles, quando necessário[74]. As sequências ponderadas em T1 estão indicadas, e um exame piloto inicial com uma sequência gradiente-eco de baixa resolução deve ser obtido nos três planos, como sugerido por **Gray**[73]. Para a montagem de cortes axiais de alta resolução e spin eco rápido, deve-se utilizar o plano sagital. De todos estes cortes, o corte que apresenta marcadores é utilizado para construir uma série de imagens transversais de alta resolução perpendiculares à região de interesse. Com isto, é criado um plano de varrimento paralelo à área de interesse para obter imagens de alta resolução. Para evitar a possibilidade de encurtar a medição do osso disponível, o plano deve ser estabelecido na linha de inserção do implante dentário.

4. A RM permite um plano de aquisição flexível sem necessidade de reformatação. É de notar que os cortes não se devem intersectar na região de interesse para efetuar aquisições em múltiplos locais.

Desvantagens:

1. A RM está sujeita a artefactos, distorção geométrica e áreas de perda de sinal devido a material ferromagnético, sendo os efeitos da amálgama dentária pouco significativos.

2. Na fase pós-protésica, os implantes produzem uma extensa distorção do campo magnético e perda de sinal, resultando em pequenos artefactos. Os exames de ressonância magnética de pacientes com implantes **Branemark** apresentaram apenas pequenos artefactos comparativamente, mas apenas enquanto os ímanes de fixação foram removidos temporariamente.

Uma introdução recente na tecnologia de RM é a chamada imagiologia por varrimento com transformada de Fourier para visualizar os tecidos dentários[75]. **Idiyatullin et al.** referiram que esta técnica permite obter imagens simultâneas dos tecidos dentários duros e moles com elevada resolução em tempos de varrimento suficientemente curtos, pelo que é prática para aplicações clínicas[76].

TOMOGRAFIA CONVENCIONAL-

É uma técnica concebida para obter imagens mais nítidas das estruturas situadas num plano de interesse. Neste caso, o feixe de raios X e a película movem-se um em relação ao outro, desfocando as estruturas que não se encontram no plano de imagem pretendido. A tomografia convencional é útil para um único local de implante ou para implantes múltiplos num quadrante. Os cortes tomográficos são transversais e têm uma espessura de 1 mm. A ampliação das imagens tomográficas convencionais é constante em todas as direcções, pelo que as medições podem ser efectuadas utilizando uma régua especial fornecida com uma escala adequada ou utilizando um programa de medição no caso das imagens digitais[78]. A tomografia convencional não é muito útil para determinar a diferença na maioria das densidades ósseas ou para identificar qualquer doença no local do implante. A tomografia é altamente sensível à técnica e a sobreposição da estrutura circundante resulta numa desfocagem da imagem[77]. A qualidade diagnóstica das imagens tomográficas é determinada pelo tipo de movimento tomográfico, pela espessura da secção e pelo grau de ampliação[78]. A espessura, a orientação e a localização anatómica da camada de imagem podem ser pré-determinadas e manipuladas. Filmes de reconhecimento (geralmente submentovertex, oclusal ou projeção panorâmica) ou registos de mordida em cera ou luz laser de orientação são usados para determinar a angulação transversal apropriada. Quanto mais próximo e perpendicular o eixo longo anatómico de uma estrutura estiver localizado em relação ao percurso do tubo, mais a sua imagem será desfocada e maior será a resolução na camada de interesse[79].

Em geral, quanto mais complexo for o movimento tomográfico, mais eficaz será a desfocagem e menor será a produção de artefactos de riscas.

Foram concebidos diferentes métodos, como o espiral e o linear, para reduzir os artefactos de desfocagem[81].

A tomografia linear é a forma mais simples de tomografia, mas resulta em artefactos típicos de traço chamados "linhas parasitas"[80]. As imagens tomográficas têm uma ampliação constante que depende da distância entre o foco e o filme e entre o filme e o objeto. Qualquer restauração metálica adjacente à área desejada pode distorcer a imagem desejada[81].

Na tomografia em espiral, as imagens topográficas são produzidas utilizando o movimento em espiral e as sombras desfocadas são mantidas a distâncias iguais umas das outras. **A tomografia em espiral** proporciona um melhor contraste 3D e uma melhor resolução espacial. É produzida uma série de quatro imagens com um ângulo de projeção fixo, cada uma com 4 mm de espessura e 4 mm de distância entre si. Cada imagem mostra uma secção de 16 mm de espessura da maxila ou da mandíbula. A ampliação da tomografia em espiral varia entre 10-30%, sendo que quanto maior for a ampliação melhor será a qualidade da imagem. A tomografia em espiral pode ser utilizada para determinar a relação espacial entre estruturas críticas e o local do implante[82,83].

As vantagens da tomografia convencional em película incluem um custo moderado (comparado com a TC), ampliação uniforme, cortes transversais disponíveis em qualquer local e geometria de imagem reproduzível quando utilizada com um cefalostato. Algumas das máquinas auxiliadas por computador também produzem tomogramas parassagitais perpendiculares às imagens de secção transversal[86].

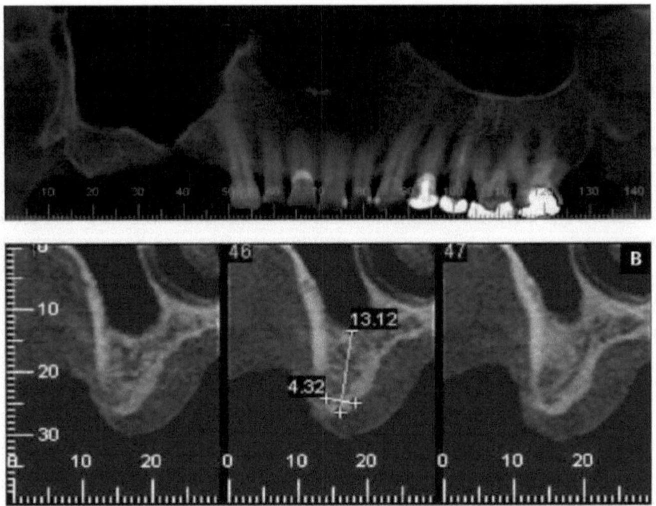

Figura 8

Tomografia convencional

As desvantagens da tomografia convencional incluem uma disponibilidade limitada (embora esta situação esteja a mudar rapidamente à medida que mais escolas de medicina dentária e consultórios privados adicionam capacidades tomográficas) e mais tempo necessário para produzir as imagens do que com a radiografia panorâmica padrão. É necessária uma experiência e formação significativas para interpretar as imagens.

A tomografia convencional é adequada quando se prevê a substituição de um único dente ou de vários dentes numa área limitada e não existem variações anatómicas significativas.

ULTRASOUND

A ecografia (US) é um método de imagiologia não invasivo, barato e indolor. Ao contrário dos raios X, não provoca radiações ionizantes nocivas. O US pode ser utilizado para a deteção de tecidos duros e moles. Os primeiros dados de diagnóstico por US em medicina dentária foram relatados em 1963 por **Baum et al**. Eles usaram um transdutor de 15 MHz para visualizar as estruturas internas dos dentes, mas a qualidade e a clareza do sinal de RF resultante não eram favoráveis[80].

O ultrassom é usado para diagnosticar fraturas da margem orbital e do osso nasal, do arco zigomático e da parede anterior do seio frontal. Foi proposto como um procedimento complementar de diagnóstico para aumentar a TC na avaliação de pacientes com fratura do terço médio da face[84].

A colocação de implantes dentários sem incisão e elevação do retalho requer a determinação exacta da espessura dos tecidos moles. A localização do implante é difícil após a cicatrização, se os implantes estiverem profundamente submersos após enxertos de tecido conjuntivo espesso. A US desempenha um papel importante na localização precisa destes implantes submersos para exposição cirúrgica para posterior reabilitação protética[85].

MODALIDADES RECENTES

As radiografias fornecem uma imagem bidimensional de um objeto tridimensional. A relação do dente com as estruturas anatómicas circundantes não pode ser avaliada com precisão, o que limita o seu desempenho de diagnóstico. Devido à complexidade do esqueleto maxilofacial, as imagens radiográficas bidimensionais não reproduzem com precisão a anatomia que está a ser avaliada. Em caso de dilema de diagnóstico e planeamento do tratamento de casos especiais, são desejáveis modalidades de imagem tridimensionais avançadas, que revelem informações adicionais[86].

Das simples radiografias periapicais intra-orais, as técnicas de imagiologia avançadas como a tomografia computorizada, a tomografia computorizada de feixe cónico, a ressonância magnética e os ultra-sons também encontraram lugar na medicina dentária moderna. A mudança da radiografia analógica para a digital não só tornou o processo mais simples e mais rápido, como também facilitou o armazenamento, a manipulação (brilho/contraste, corte de imagens, etc.) e a recuperação de imagens. A imagem tridimensional tornou as complexas estruturas crânio-faciais mais acessíveis para exame e diagnóstico precoce e exato de lesões profundas[87].

Várias técnicas evoluíram no passado recente e revolucionaram o diagnóstico e o planeamento do tratamento em medicina dentária[87].

TOMOGRAFIA COMPUTORIZADA (CT)

O primeiro scanner comercial de tomografia computorizada (TC) foi desenvolvido em 1972 por **Sir Godfrey N. Hounsfield**, um engenheiro da EMI, Grã-Bretanha[88]. A tomografia computorizada fornece os detalhes tridimensionais (3D) necessários sobre a anatomia craniofacial e dentária para o diagnóstico e planeamento do tratamento para a reconstrução craniofacial, bem como para a colocação de implantes dentários[89].

As indicações mais relevantes para a TC dentária na avaliação pré-operatória da colocação de implantes dentários incluem a avaliação da altura e espessura do osso alveolar em casos de atrofia, a consideração das posições e condições das estruturas importantes para a colocação correta do implante (por exemplo localização do feixe neurovascular e dos forames incisivo e mentoniano, canal alveolar inferior, assoalho do seio maxilar, pneumatização do seio maxilar, fossa nasal), diagnóstico e planeamento do tratamento em cirurgia maxilofacial, avaliação após colocação de implantes e enxertos ósseos e estimativa da reabsorção óssea e retenção radicular, e avaliação de várias lesões do esqueleto facial[90].

A tomografia computorizada pode ser classificada em 2 tipos de acordo com a aquisição da geometria do feixe de raios X, ou seja, feixe em leque e feixe cónico. No caso dos scanners de feixe em leque, uma fonte de raios X e um detetor de estado sólido são montados numa gantry rotativa. Os dados são adquiridos utilizando um feixe de raios X estreito em forma de leque transmitido através do doente. O diagnóstico do doente é efectuado normalmente no plano axial, corte a corte, e as imagens obtidas são interpretadas através do empilhamento dos cortes obtidos para obter múltiplas representações 2D. No caso dos tomógrafos helicoidais convencionais de feixe em leque, a matriz linear de elementos detectores utilizada é, na realidade, uma matriz multidetectores que permite que os tomógrafos multidetores (MDCT) obtenham até 64 cortes ao mesmo tempo, diminuindo assim o tempo de exame em comparação com os sistemas de um só corte. Esta configuração também permite a geração de imagens 3D com doses de radiação significativamente mais baixas do que as matrizes de TC de feixe em leque com um único detetor[91].

A TC tem várias vantagens em relação à radiografia convencional. A primeira é que elimina a sobreposição de estruturas que não são de interesse. Em segundo lugar, as diferenças entre tecidos que diferem na densidade física em menos de 1% podem ser distinguidas devido à elevada resolução de contraste inerente à TC. Em terceiro lugar, os dados de um único procedimento de imagiologia por TC, que consiste em múltiplos exames helicoidais contíguos, podem ser visualizados como imagens nos planos axial, coronal ou sagital ou em qualquer plano arbitrário, dependendo da tarefa de diagnóstico. A isto chama-se *imagiologia reformatada multiplanar*. Devido às dificuldades de posicionamento do doente e aos artefactos metálicos dos materiais dentários, as imagens diretas são problemáticas no plano coronal. Por conseguinte, foram desenvolvidos programas de software especiais para ajudar a reformatar os dados originais de exames de TC axiais para os planos sagital e coronal ou qualquer plano arbitrário. A imagem de TC reformatada fornece assim a vista transversal e tangencial ou panorâmica do alvéolo em três dimensões. Pode ser utilizada com programas informáticos para ampliar e medir digitalmente a área óssea. Além disso, fornece uma secção transversal da largura vestibulolingual da mandíbula e do maxilar em três dimensões com a proximidade do feixe neurovascular, ajudando assim bastante na visualização do local do implante. As secções transversais e as imagens panorâmicas estão espaçadas de cerca de 1 mm para facilitar o planeamento do tratamento.

O elemento individual da imagem de TC é designado por voxel, que tem um valor referido em unidades Hounsfield[92]. Um voxel descreve a densidade da imagem de TC nesse ponto. O computador atribui números aos voxels com base nos valores de atenuação, que são representados por pequenos quadrados chamados pixéis, cada um dos quais tem um valor de cinzento específico em imagens bidimensionais em filme ou monitor de vídeo. Os múltiplos pixéis criam uma imagem de alto contraste que tem um erro de ampliação inferior a 6%. A densidade das estruturas na região é absoluta e pode ser utilizada para diferenciar os vários tecidos na região e também para caraterizar a qualidade do osso. Utilizando a imagem de TC, a largura e a altura do osso podem ser medidas de ponto a ponto com grande precisão. As imagens reformatadas obtidas são ampliadas muito ligeiramente com um erro que varia entre 0,5 mm e 2 mm, em comparação com outras técnicas radiográficas que têm um fator de erro elevado. **(Wyatt et al 1998)** Assim, é possível selecionar os implantes de comprimento e diâmetro adequados consultando a imagem de TC.

Vantagens

1. Ampliação uniforme.
2. Imagem de alto contraste com camada de imagem bem definida sem desfocagem.

3. Identificação mais fácil de enxertos ósseos ou materiais de hidroxiapatite utilizados para aumentar o osso maxilar na região do seio.

4. Vistas multiplanares.

5. Reconstrução tridimensional.

6. Estudo simultâneo de vários locais de implantes.

7. Disponibilidade de tecidos moles para análise de imagens.

Desvantagens

1. Disponibilidade limitada de software de reconstrução.

2. Maior dose de radiação.

3. Pode necessitar de um radiologista para interpretar os resultados.

4. Caro.

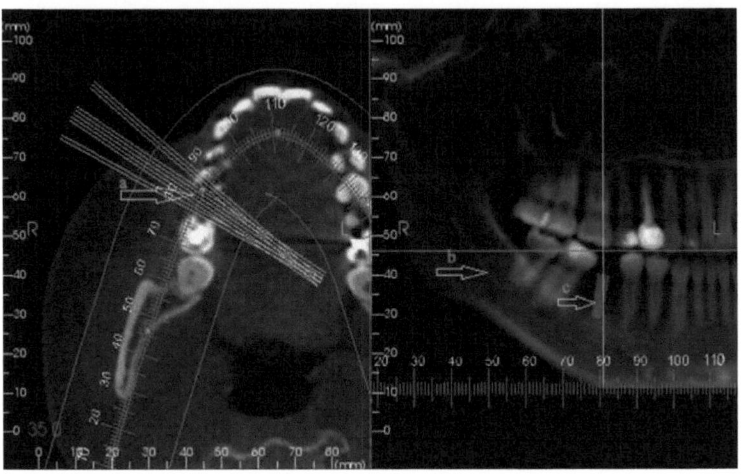

Figura 9

Homem de 39 anos com região posterior mandibular edêntula. TC da área edêntula da região posterior da mandíbula para avaliação do osso para colocação de implantes. a) Vários cortes da TC (seta); b) mostra o nervo alveolar inferior (seta); e c) mostra a colocação arbitrária do implante (seta).

As modalidades mais recentes de TC são a TC de fonte dupla, a TC de 256 cortes, a TC multislice, a TC de geometria inversa, etc. Os procedimentos de imagiologia por TC que combinam imagens axiais com imagens reconstruídas multiplanares em TC multidetectores (TCMD) oferecem a maior precisão, com 100% de especificidade e 93% de sensibilidade[93].

Tomografia Computorizada de Feixe Cónico (CBCT)

Para ultrapassar as deficiências da TC, foi desenvolvida a Tomografia Computorizada de Feixe Cónico (CBCT). Tal como o nome indica, é uma técnica de aquisição de imagens médicas em que um feixe de raios X em forma de cone é centrado num detetor bidimensional. É produzida uma série de imagens bidimensionais através da rotação do sistema fonte-detetor em torno do objeto. A imagem resultante pode ser reconstruída em 3 dimensões utilizando a modificação do algoritmo original de feixe cónico desenvolvido por **Feldkamp et al**[96]**.** O primeiro CBCT comercial que foi introduzido no mercado foi o NewTomDVT9000 (Quantitative Radiology, Verona, Itália). Foi utilizado exclusivamente para imagiologia maxilofacial.

As imagens são adquiridas numa rotação por um intensificador de imagem do detetor de painel plano e a imagem resultante tem uma resolução melhor do que a de outras técnicas de radiografia. Além disso, durante a rotação, podem ser obtidas várias imagens de projeção planar sequenciais, que variam entre 150 e mais de 600, da região de interesse, de forma completa ou parcial. Por conseguinte, a TCFC é uma técnica adequada para casos dentários e maxilofaciais e para o planeamento pré-implantação. É uma das técnicas radiográficas mais utilizadas devido aos seus inúmeros benefícios.

Tal como a TC, é possível obter valores de voxel utilizando a TCFC. No entanto, não é possível obter unidades Hounsfield (HU) exactas, o que a torna pouco fiável para obter a densidade óssea, uma vez que fornece valores de escala de cinzentos diferentes para áreas diferentes do exame. Observou-se que as UH medidas utilizando a TC e a CBCT não tinham valores idênticos. No entanto, depois de aplicar uma correção aos níveis de cinzento com a TCFC, a HU obtida é muito semelhante à obtida com um dispositivo de TC médica do que com a TCFC original, tornando-a assim fiável para obter densidades ósseas e diferenciação de vários tecidos.

É possível reformatar a imagem original obtida através da CBCT como se fosse uma TAC. A imagem de CBCT reformatada mostra uma imagem axial do processo alveolar juntamente com a vista transversal das vistas alveolar e panorâmica. As imagens obtidas são muito nítidas, fornecendo uma localização anatómica precisa, facilitando assim o planeamento pré-implante por parte do dentista, uma vez que as imagens representam quase com grande precisão a vista real da mandíbula e do maxilar.

O planeamento pré-operatório do implante é efectuado com a ajuda de stents de imagiologia. Utilizando estes stents, é possível avaliar a localização anatómica exacta. Os locais de implante pretendidos são identificados por um marcador radiopaco retido num stent de acrílico que o doente usa durante o procedimento de imagiologia. Assim, a imagem do stent seria produzida na imagem de diagnóstico, que seria então útil como guia para o planeamento do tratamento[94].

Estão disponíveis vários programas informáticos de diagnóstico e planeamento para ajudar no planeamento do tratamento. Quando estes programas são aplicados, podem ser "experimentados" diferentes diâmetros e comprimentos de implantes antes de se escolher um adequado. Para além disso, a colocação do implante pode ser vista de diferentes pontos de vista e angulações. Uma vez decidido o planeamento do tratamento, este pode ser guardado e aplicado aos locais cirúrgicos através da navegação assistida por imagem.

Vantagens

1. Dados tridimensionais em tamanho real.
2. Potencial para gerar todas as imagens bidimensionais e digitalização vertical numa posição de assento natural.
3. Alta resolução.
4. Baixa dose de radiação.
5. Menos perturbações causadas por artefactos metálicos.

6. Custo reduzido.

7. Fácil acessibilidade e manuseamento.

8. Pegada pequena.

Desvantagens

1. Gama de baixo contraste.

2. Dimensão limitada do detetor, o que provoca um campo de visão limitado e um volume digitalizado limitado.

3. Formação limitada de tecido mole interior.

4. Artefactos de movimento que afectam toda a base de dados.

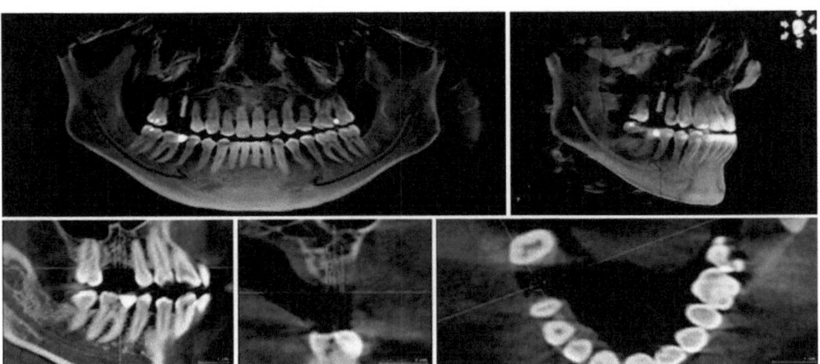

Figura 10

TC de feixe cónico

Tomografia Computorizada de Abertura Sintonizada (TACT)

A TACT é uma nova técnica radiográfica 3D baseada na teoria da abertura ótica. É uma alternativa à

tomografia por película e tomografia computorizada. Esta técnica utiliza informações que são obtidas através da passagem de um feixe radiográfico através de um objeto a partir de vários ângulos diferentes. Para aplicações dentárias, foi desenvolvido um conjunto de pequenos tubos de radiografia que são disparados em sequência próxima. A relação entre a fonte e o objeto é utilizada para determinar a geometria da projeção após a conclusão da exposição. O TACT pode mapear os dados recolhidos de forma incremental numa única matriz tridimensional. Pode isolar imagens de estruturas desejadas limitadas a determinadas profundidades e pode acomodar o movimento do doente entre exposições sem afetar a imagem 3D final. Permite ajustar o contraste e a resolução. O TACT tem uma série de vantagens, como o cálculo da geometria da projeção após exposições individuais, a redução das doses de radiação e a capacidade de acomodar os movimentos do doente. A TACT pode melhorar a capacidade do médico para detetar e localizar doenças, estruturas anatómicas importantes e anomalias. Estudos demonstraram que as imagens TACT são eficazes na identificação da localização de defeitos da crista à volta de implantes dentários e dentes naturais e também na deteção de cáries subtis ou recorrentes. (Allan BR 1998) A área a ter em conta no futuro com o TACT são as aplicações em identificação e localização de perda ou ganho de osso periodontal, localização de lesões peri-apicais, alterações na articulação temporomandibular e identificação da anatomia 3-D dos canais radiculares[95].

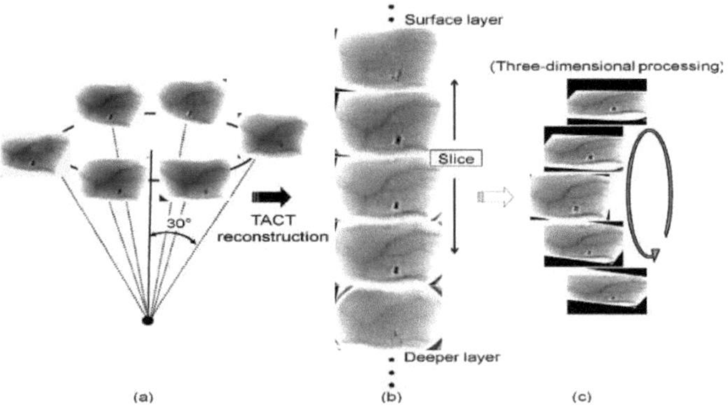

Figura 11: TACT

Liang H et al investigaram a tomografia computorizada de abertura sintonizada (TACT) como alternativa à tomografia convencional para a obtenção de imagens transversais de potenciais locais de implantes e referiram que a TACT constitui uma alternativa à tomografia convencional para a obtenção de imagens pré-cirúrgicas de implantes[96].

TC interactiva

A tomografia computorizada demorou algum tempo a ser utilizada em medicina dentária, embora seja muito superior às técnicas radiográficas tradicionais. A eliminação da distorção permite uma maior previsibilidade no planeamento de casos de implantes. A principal vantagem da TIC é que permite ao médico realizar uma "cirurgia eletrónica". Isto permite um plano de tratamento 3D integrado com a anatomia do paciente e pode ser visualizado antes da cirurgia de implante pelo médico e pelo paciente. Em 1993, foi desenvolvido o programa de software dentário SIM/Plant™ 3D para Windows, permitindo aos médicos utilizar os seus próprios computadores para planear interactivamente um caso de implante. As vantagens do programa SIM/Plant incluem a capacidade de medir a densidade óssea, identificar e medir a proximidade do implante a estruturas vitais e estimar o volume necessário para um enxerto sinusal. Outras vantagens incluem a visualização dos implantes numa perspetiva 3D, permitindo a verificação do paralelismo, reduzindo assim a carga deslocada dos implantes. Todo o potencial do programa é visto quando a posição da prótese final é traduzida para a tomografia computorizada, permitindo que a colocação da prótese seja conduzida de forma protética[97,98].

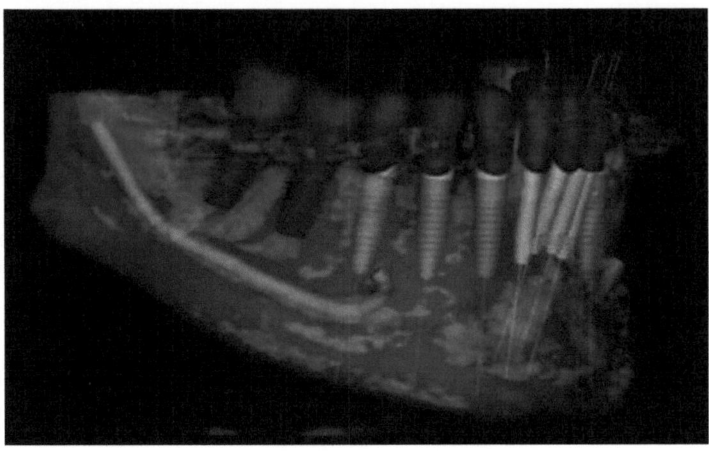

Figura 12

TC interactiva

A TC é tirada em qualquer local de tomografia padrão, que é depois traduzida para o programa SIM/Plant™, permitindo uma análise e um planeamento interactivos. Quando estiverem prontos, os dados são enviados para os sistemas Implant/Logic para o fabrico de um stent de guia cirúrgico que ajuda o dentista cirúrgico e restaurador na colocação exacta do implante conforme planeado[95].

IMAGIOLOGIA DENTÁRIA

O Denta-Scan é um novo programa informático único que fornece imagens de tomografia computorizada (TC) da mandíbula e maxila em três planos de referência: axial, panorâmico e sagital oblíquo (ou transversal). A clareza e a escala idêntica entre as várias vistas permite a uniformidade das medições e a referência cruzada das estruturas anatómicas nos três planos[99]. O Denta Scan tem algumas vantagens, nomeadamente, a avaliação da altura e largura do osso, a identificação de patologia dos tecidos moles e duros, a localização de estruturas anatómicas e a medição de dimensões qualitativas vitais necessárias para a colocação de implantes. A principal desvantagem desta modalidade de imagem é a sua exposição à radiação e o seu custo[100].

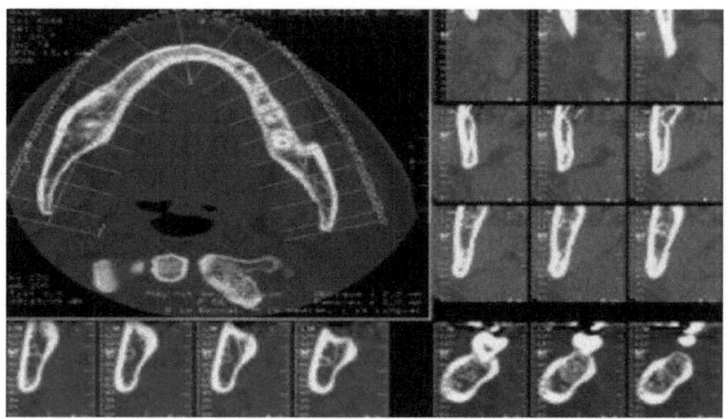

Figura 13

Denta-Scan

Software de implantes

O software informático, quando utilizado com TC e CBCT, provou ser de grande valor no diagnóstico e planeamento do tratamento com implantes. Utilizando estes programas de software, podem ser obtidas imagens 3D quase originais, juntamente com a construção de modelos cirúrgicos para transferir as informações necessárias para a boca do paciente. Geralmente, este procedimento baseia-se em modelos estereolitográficos. É criada uma imagem 3D através do processamento dos dados de TC no formato DICOM 3 para um planeamento preciso do tratamento na colocação de implantes.

São descritos em seguida vários programas informáticos de implantes.

Sidexis (Sirona Galileos)

O software de implantes Galileos, devido à visualização a cores do canal nervoso e à representação dos ossos em todas as dimensões, ajuda até os principiantes no processo de planeamento de implantes de forma eficiente. O implante pode ser adaptado de forma ideal à anatomia do paciente e, assim, o stress é minimizado através de um planeamento e implementação precisos.

Planmeca Romexis

O Planmeca Romexis ajuda no planeamento do tratamento e na avaliação da colocação de implantes utilizando modelos realistas de implantes, pilares e coroas. Este software permite assim importar e sobrepor uma digitalização de tecidos moles e um desenho de coroa com dados de CBCT para planeamento de implantes.

Anatomage invivo 5 (Gendex)

As digitalizações Cone Beam 3D adquiridas com o sistema de imagiologia Gendex 3D ajudam no processo de planeamento do tratamento, fornecendo informações clínicas. O software Invivo 5 melhora os dados e proporciona controlo para conceber coroas, pilares e implantes a partir da digitalização Cone Beam 3D. Fornece as ferramentas para um planeamento de implantes orientado para a restauração. A interface aberta do software permite a importação de ficheiros STL, possibilitando a introdução de impressões digitais geradas pelo scanner intra-oral. As impressões digitais obtidas podem ser combinadas com dados de CBCT e, ao incluir o registo de mordida original da digitalização intra-oral, as imagens podem ser emparelhadas na posição correta.

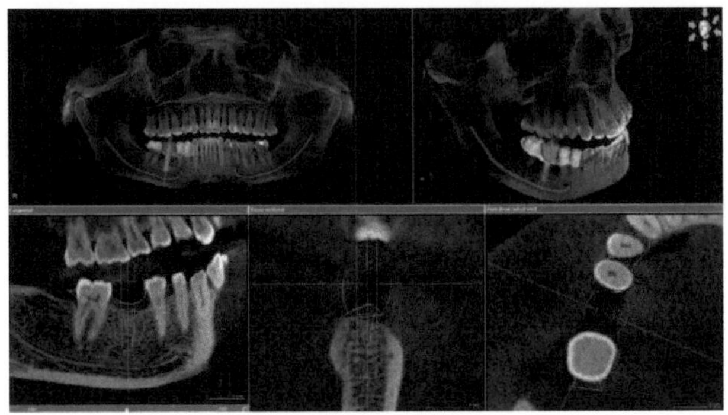

Figura-13:

Sidexis (Sirona Galileos) Software de planeamento de implantes

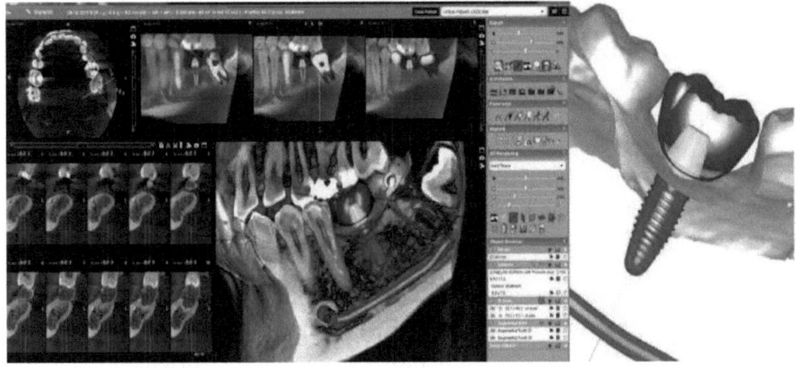

Figura14

Planmeca Romexis Software de planeamento de implantes

Veraviewepocs 3D (J. Morita 3D Accuitomo)

O Veraviewepocs 3D R100 é útil para planear o tratamento com implantes com imagens da arcada completa, clareza e baixa dose para o paciente. Cria imagens em corte transversal da arcada dentária e realça o canal mandibular para medir a distância ao implante, facilitar a visualização e determinar a sua posição vestibular e lingual. É possível obter uma imagem volumétrica de alta resolução de toda a mandíbula, o que permite uma explicação fácil do processo de tratamento com implantes ao paciente.

CS9300 3D (Carestream Kodak)

A CS9300 3D (Carestream Kodak) oferece maior flexibilidade e a capacidade de colimar o campo de visão para ajustar de acordo com as necessidades de diagnóstico dos pacientes . Os campos de visão recomendados para implantologia do CS 9300 são 10 cm x 5 cm, 10 cm x 8 cm e 10 cm x 10 cm. (Alasmari DS et al 2016) O planeamento de implantes guiado por computador ajuda a visualizar as estruturas anatómicas em três planos espaciais. Os vários outros programas, como o Implametric®, SimPlant®, Nobel Guide®, med3D®, etc., permitem criar modelos cirúrgicos para a colocação selectiva de implantes. Os sistemas de navegação cirúrgica como o RoboDent®, DenX IGI®, VISIT®, CADImplant®, LITORIM®, Virtual Implant®, Vetor Vision®, etc., são atualmente capazes de oferecer uma maior segurança das estruturas críticas para obter melhores resultados.

PRÓTESE RADIOLÓGICA DE VARRIMENTO

O planeamento pré-operatório de implantes com base em imagens pode ser melhorado através da utilização de um stent de imagem que ajuda a relacionar a imagem radiográfica e as respectivas informações com uma localização anatómica precisa ou com um potencial local de implante. Os locais de implante pretendidos são identificados por marcadores radiopacos retidos num stent de acrílico, que o doente usa durante o procedimento de imagiologia, de modo a que as imagens dos marcadores sejam criadas nas imagens de diagnóstico. O stent de imagiologia pode subsequentemente ser utilizado como guia cirúrgico para orientar o ângulo de inserção da broca guia e, consequentemente, o ângulo do implante. Geralmente, são utilizados marcadores radiopacos não metálicos na imagiologia por TC e CBCT[101].

Os aparelhos de digitalização são também utilizados juntamente com um protocolo de digitalização dupla para o fabrico de guias cirúrgicas/stents utilizando estereolitografia ou prototipagem rápida:

- Scan 1 - Paciente com prótese radiológica de scanner.
- Exame 2 - Exame radiológico apenas da prótese.

O software de planeamento funde os dois exames fazendo corresponder os marcadores de guta percha (GP) e alinhando os marcadores radiopacos de modo a que a prótese seja visível sobre a anatomia óssea disponível[102].

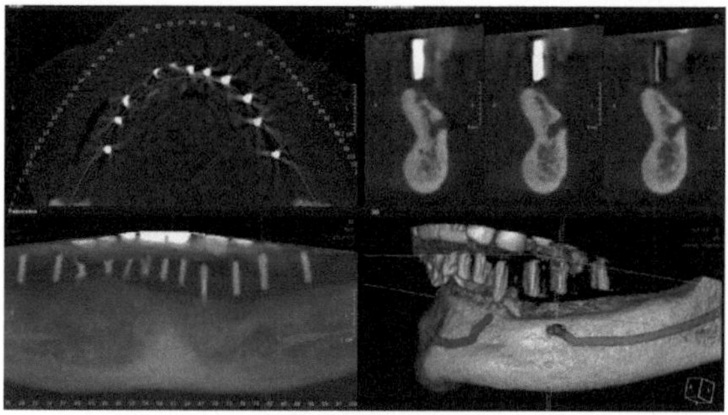

Figura 15

Mandíbula de CBCT com reformatação de imagens curvas multiplanares ou dentárias mostrando marcadores GP na prótese radiológica. imagens reconstruídas com software interativo de terceiros de CBCT

Planeamento de imagem guiada

Através do planeamento guiado, é possível obter um posicionamento altamente preciso do implante, juntamente com informações relativas à quantidade de osso para uma cirurgia minimamente invasiva[103]. Os guias cirúrgicos ajudam a transferir o wax-up de diagnóstico da restauração para o planeamento real do implante. Podem ser utilizados quatro tipos de modelos como ferramentas com a

TC durante o planeamento do implante, incluindo guias de tiras de chumbo verticais, guias de tiras de chumbo circunferenciais, guias de guta-percha ou guias com um sistema de discos. Todos os guias, exceto os guias verticais de tiras de chumbo, podem ser utilizados como radiografia e como modelo cirúrgico. Quando se efectuou um estudo utilizando apenas a TC e a TC com gabaritos, obtiveram-se melhores resultados nesta última[104]. Para obter um resultado mais funcional e estético, a férula deve basear-se não só nas caraterísticas ósseas, mas também na forma final do dente. Com a ajuda de modelos, é mais fácil colocar implantes durante uma cirurgia de um só passo, especialmente em áreas com limitações anatómicas. Não só ajuda na colocação de implantes, como também permite a visualização do osso em cada área para escolher o local dador ideal para enxertos ósseos[105]. Além disso, o planeamento 3D ajuda a seguir as estruturas anatómicas críticas ao longo da trajetória do implante ao colocar os implantes transzigomáticos.

Planeamento cirúrgico guiado

Para o sucesso da intervenção cirúrgica, a posição exacta dos instrumentos deve ser conhecida. As imagens de TAC ou de monitorização neural remota (RNM) são utilizadas como mapas para representar os instrumentos cirúrgicos em relação às imagens do doente. Durante a cirurgia, isto permite a visualização da posição dos instrumentos[106]. A cirurgia assistida por computador não só ajuda na colocação de implantes, como também é útil na artroscopia da ATM, distração osteogénica, tratamento de tumores, deformidades e extirpação de corpos estranhos[107]. Os sensores são acoplados aos instrumentos rotatórios, à férula cirúrgica e à calota craniana do paciente. É possível visualizar a situação real através dos dados obtidos com esta navegação[107].

Embora estes sistemas sejam mais utilizados, foi introduzido um novo tipo de sensor, que se baseia na deteção da superfície por um scanner laser . A precisão da navegação guiada por computador é controlada por muitos factores, como a transferência de dados do planeamento para a cirurgia, a capacidade do cirurgião para interagir com o sistema, a falta de atenção às indicações do monitor e as falhas técnicas[108]. Um bom controlo destes factores coloca a navegação guiada por computador acima da implantação manual. A única desvantagem associada a este facto é a utilização da TC, o que leva a uma maior exposição à radiação. Para ultrapassar este facto, a utilização de CBCT tem sido proposta por vários estudos. Os vários sistemas comerciais disponíveis são o Robo Dent® (52), Den X IGI® (53), CAD Implant®, VISIT®, LITORIM® (54), Vetor Vision®, etc.

Table 2: Imaging modalities and limitations

Analog/two dimensional	Digital/three dimensional
Periapical	Computed tomography (CT)
Digital periapical	DentaScan imaging
Bitewing	ICT
Occlusal	MRI
Panoramic	CBCT, MDCT
Lateral cephalometric	

CT: Computed tomography, ICT: Interactive computed tomography, MRI: Magnetic resonance imaging, CBCT: Cone-beam CT, MDCT: Multi-detector CT

Um bom plano de tratamento ajudará a reduzir o tempo total, bem como as complicações cirúrgicas e pós-operatórias, melhorando simultaneamente a estética e o resultado funcional final. Embora a aplicação de um sistema de navegação tenha resultado numa melhor colocação de implantes, ainda são necessários mais estudos clínicos[109].

COMPARAÇÃO DE DIFERENTES MODALIDADES DE IMAGIOLOGIA

Desde a era antiga, quando as radiografias periapicais foram introduzidas pela primeira vez na medicina dentária e a sua aplicação na imagiologia de implantes, até ao período das tecnologias recentes que transformaram a profundidade e a precisão da avaliação óssea pré e pós-implante e melhoraram a previsibilidade da implantologia oral.

A radiografia de diagnóstico é essencial para os implantes na avaliação pré-operatória, intra-operatória e pós-operatória através da utilização de uma variedade de técnicas de imagiologia[110]. No passado, as radiografias periapicais, as radiografias oclusais e as imagens panorâmicas eram utilizadas como os únicos factores determinantes do diagnóstico e do planeamento do tratamento dos implantes, uma vez que estas modalidades radiográficas fornecem uma representação bidimensional (2D) de estruturas tridimensionais (3D).

Assim, o avanço da tecnologia radiográfica, incluindo a cefalometria, a tomografia computorizada (TC), a ressonância magnética (RM), bem como a TC de feixe cónico (CBCT), é cada vez mais considerado essencial para uma colocação óptima dos implantes. **(Tyndall DA 2000)**, a informação 3D é essencial para o implantologista antes da colocação de implantes dentários osseointegrados[111]. A base fundamental para o exame radiológico é maximizar a relação benefício/risco, uma vez que a imagiologia para o planeamento da colocação de implantes é confusa devido ao grande número de modalidades disponíveis. No entanto, os clínicos devem reconhecer que cada técnica tem vantagens e limitações. É essencial considerar cuidadosamente os objectivos do tratamento e as necessidades do doente antes de realizar ou pedir exames imagiológicos.

Os objectivos do diagnóstico por imagem dependem[112]:

1. Quantidade e tipo de informação necessária (ou seja, combinações de imagens dentárias convencionais)
2. Menor risco de radiação para o doente;
3. Exame clínico adequado e necessidade do paciente.

A técnica de imagiologia ideal para o tratamento de implantes dentários deve ter várias caraterísticas essenciais, incluindo

1. A capacidade de visualizar o local do implante nas dimensões mesiodistal, vestibulolingual e superior inferior.
2. A capacidade de permitir medições fiáveis e precisas.
3. Estruturas anatómicas normais (canal incisivo, pavimento nasal, seio maxilar, canal mandibular)

4. Capacidade para avaliar a densidade do osso trabecular e a espessura da cortical (altura, largura)

5. Acesso razoável.

6. Rentável.

7. Risco mínimo de radiação.

Dosimetria

As doses efectivas e o risco da imagiologia de implantes são apresentados na tabela 2 Custo: A questão dos custos da imagiologia de implantes surge na escolha entre a tomografia convencional e a TC, o custo médio da tomografia convencional é de 125 dólares (75-250) para uma taxa única e 286 dólares (220-350) para 6 locais de implantes numa única arcada, contra 679 dólares (450-1000) para uma tomografia de uma única arcada[113].

Doses efectivas e risco da imagiologia de implantes (Tyndall AA 2000)

Author	Technique	Effective dose (μSv)		Fatal cancer risk/ 10^6 exams		Stochastic effects /10^6 exams	
White	Full mouth survey	84.0		2.5			
White	Panoramic	6.7		0.21			
Frederiksen et al		Maxilla	Mandible	Maxilla	Mandible	Maxilla	Mandible
	Conventional tomography (single site)	25-56	25-56	-	-	1.9- 4.1	1.9- 4.1
Frederiksen et al	Computed tomography	104	761	-	-	8	56
Dula et al	Conventional tomography (single site)	120	80	1.6-9.5	1.5- 6.3		
Dula et al	Entire arch 6 sites	390	390	4.8-31.4	4.8- 30.4		
Dula et al	Computed tomography	580	480	12.1-46.2	11.2-36.4		
Scaf et al	Conventional tomography (single site)	26-36	187-189			2	14
Scaf et al	Computed tomography	1202	3324			88	242

RESUMO E CONCLUSÃO

As técnicas de diagnóstico por imagem podem ser amplamente utilizadas para diagnóstico, análise e planeamento pré-operatório de cirurgias e implantes dentários. Existem várias técnicas de radiografia que fornecem imagens com diferentes contrastes e nitidez, desde imagens bidimensionais a imagens tridimensionais complexas da região de interesse. As técnicas de imagiologia bidimensional são económicas e têm baixas doses de radiação, mas a imagem não fornece uma visão transversal detalhada, ao passo que as técnicas tridimensionais são muito eficazes, apesar das elevadas doses de radiação, e fornecem informações mais do que suficientes sobre o osso, os tecidos e outras estruturas vitais com grande precisão e pormenor, aumentando as taxas de sucesso dos implantes. Para começar, é bom proceder a uma imagiologia panorâmica e a uma radiografia intra-oral, no entanto, a CBCT é a melhor técnica e a mais utilizada devido aos seus vários benefícios. Estas técnicas de radiografia assistida por computador ajudaram os dentistas a restaurar os dentes e outras estruturas importantes diminuídas de pacientes parcial ou completamente desdentados, tornando os implantes muito cómodos tanto para os dentistas como para os pacientes.

Estão disponíveis muitas projecções radiográficas para a imagiologia de implantes. As radiografias intra-orais, panorâmicas e cefalométricas podem ser utilizadas da melhor forma durante a fase inicial de avaliação do doente. Uma vez tomada a decisão de colocação do implante, o local proposto tem de ser avaliado com recurso a tomografia convencional ou TAC. A tomografia em película é a técnica mais económica para avaliar locais únicos ou vários locais dentro do mesmo quadrante locais múltiplos vários quadrantes em pacientes dentados ou locais múltiplos em pacientes edêntulos podem ser estudados de forma mais eficaz por TC. A RM não é habitualmente utilizada para a imagiologia de implantes porque os pormenores ósseos não podem ser facilmente apreciados. O custo do procedimento e a dose de radiação também devem ser ponderados em relação ao benefício da informação antecipada.

Em suma, pode concluir-se que, com as excelentes modalidades de imagiologia atualmente existentes, é possível aumentar o sucesso da colocação de implantes. A seleção de uma modalidade de imagiologia adequada deve ser feita com base no tipo e número de implantes, na localização dos implantes e na anatomia circundante. Tal como acontece com todas as técnicas de imagiologia, devem ser aplicados critérios de seleção adequados antes de escolher a mais adequada para cada doente.

As modalidades de imagiologia existentes atualmente podem aumentar o sucesso e a satisfação com a colocação de implantes. A seleção da projeção deve ser feita tendo em conta o tipo e o número de implantes, a localização e a anatomia circundante. Como no caso de todos os exames imagiológicos, os critérios de seleção adequados devem ser aplicados individualmente a cada doente.

BIBLIOGRAFIA

1. Gokcen-Rohlig B, Yaltirik M, Ozer S, Tuncer ED, Evlioglu G.Sobrevivência e sucesso de implantes e próteses ITI: estudo retrospetivo de casos com 5 anos de seguimento. Eur J Dent 2009; 3: 42-49.

2. Derks J et al (J. Dent Rest 2015) Monje A et al J Clin Periodontol 2017.

3. Lingeshwar D, Dhanasekar B, Aparna IN. Diagnóstico por imagem em Implantodontia Int J Oral Implantol Clin Res.2010;1(3):147-153.

4. Lindh T, Gunne J, Tillberg A, Molin M. Uma meta-análise de implantes em edentulismo parcial. Clin Oral Implants Res. 1998 ;9(2):80-90.

5. Bhoosreddy A.R., Bhoosreddy S., e Shirsekar V.U. Implant Imaging. J Contemp Dent. 2013; 3(3): 127 - 132.

6. Hussain MW, Chaudhary MAG, Ahmed AR, Abullais SS (2017) Últimas tendências em técnicas de imagiologia para implantes dentários: Uma revisão da literatura. Int J Radiol Radiat Ther 3(5): 00076.

7. Sukumuran A, Al-Ghamdi HS.Um método de aferição de radiografias dentárias durante o planeamento do tratamento de implantes dentários. O J of Contemp Dental Practice 2007;8:p.1-9.

8. Dattatreya S, Vaishali K, Shetty V, Suma. Modalidades de imagiologia em implantologia dentária. J of Dent & Orofac Res. 2016;12:22-9.

9. Allan B Reiskin. Implant imaging status, controversies and new developments. Dental Clinics of North America 1998;42(1): Gupta S, Patil N, Solanki J, Singh R, Laller S. Oral Implant Imaging: Uma revisão. O J da Malásia de MedSci. 2015;22:7-17.

10. Karjodkar FR. Radiologia de implantes. Livro de texto de radiologia dentária e maxilofacial. 2ª ed. Nova Deli (IND): Jaypee; 2011. p. 881-928.

11. Tyndall AA, Brooks SL. Selection criteria for dental implant site imaging: a position paper of the American Academy of Oral and Maxillofacial radiology (Critérios de seleção para imagiologia do local do implante dentário: um documento de posição da Academia Americana de Radiologia Oral e Maxilofacial). Oral Surg Oral Med Oral Pathol Oral Radiol Endod. 2000; 89:630-37.

12. Jayadevappa BS, Kodhandarama GS, Santosh SV, Rashid WT. Imagiologia de implantes dentários. J Oral Health Res 2010;1:2.

13. Harris D, Buser D, Dula K, Gröndahl K, Harris D, Jacobs R, Lekholm U, Nakielny R, van Steenberghe D, Van der Stelt P .E.A.O. Guidelines for the use of Diagnostic Imaging in Implant Dentistry A consensus workshop organized by the European Association for Osseointegration in Trinity College Dublin.Clin. Oral Impl. Res, 13, 2002; 566-570.

14. Donald A. Tyndall, Sharon L Brooks, Chapel Hill NC, Ann Arbor, Michigan. Critérios de seleção para imagiologia do local do implante dentário: Um documento de posição da Academia Americana de Radiologia Oral e Maxilofacial. Oral Surg Oral Med Oral Pathol Oral Radiol Endod .2000;89:630-37.

15. Campbell, DJ "Uma breve história da radiografia dentária", New Zealand Dental Journal, 1995: 127-33.

16. Ambika D, Narender S, Rishabh K, Rajan R. História dos raios X em medicina dentária. An Dent Res 2012; 2(1): 21-5.

17. Farman TT e Farman AG. Avaliação de uma nova película de raios X dentária de velocidade F. O efeito das soluções de

processamento e uma comparação com as películas de velocidade D e E. Radiologia Dentomaxilofacial. 2000;29:41-44.

18. Ruprecht, Axel, "Oral and maxillofacial radiology: Then and now, " The Jof the Ameri Den Asso. 2008;139: 5S-6S.

19. Friedman M, Friedland GW. Medicine's 10 greatest discoveries. New Haven, CT: Yale Univ. Press; 1998.

20. Forrai J. História cultural da medicina dentária. Dental Press Budapest. 2005;84-113.

21. Jacobsohn, P.H. e R.J. Fedran, "Harnessing the x-ray: Coolidge's contribution, " The Journal of the American Dental Association. 1995;126:1365-7.

22. Forrai, J., "History of x-ray in dentistry", Rev. Clin. Pesq.Odontol. 2007;33: 205-11.

23. Wynbrandt, J., The Excruciating History of Dentistry, Nova Iorque: St. Martin's Griffin, 1998.

24. Borden, "The use of the Röntgen ray" 1898.

25. Schiff, Thomas, "Principles of intraoral imaging, " The Academy of Dental Therapeutics and Stomatology 2012: 2-5

26. Rollins, William H., "Roentgen-ray notes", Electrical Review 1898; 32.1: 12.

27. Van Allen, H. W., "The roentgen ray in dentistry, " The Dental Cosmos 1914; 56.5:587-91.

28. Satterlee, Francis Le Roy, "The x-ray in dentistry, " The Dental Cosmos .1906; 48.3:260-7.

29. Mooney, Bernard R., "The importance of the dental surgeon in medicine and the value of radiography in dental practice", Journal of the Canadian Medical Association. 1925;15.12: 1245-7.

30. Glenner, Richard, "How it evolved: the general dentist- early 1960's, " The Journal of the History of Dentistry 2000; 48.2: 75-7.

31. Bansal GJ Radiografia digital. Uma comparação com a imagiologia convencional moderna. Postgrad Med J. 2006; 82:425-428.

32. Pelc NJ. Direcções recentes e futuras na imagiologia por TC. Ann Biomed Eng. 2014;42(2):260-268.

33. Raper, Howard R. "Usos e vantagens das radiografias como auxílio ao diagnóstico dentário, incluindo a diferenciação da aparência radiográfica de tecidos normais e anormais." The Dental Cosmos1915;57.5:510-2.

34. Luthra R, Kaur P, Sharma P. Radiologia de implantes: The journey so far...... J Dent Implant [serial online] 2012;2:117-20.

35. A Nagrajen et.al

36. Tyndall DA, Brooks SL. Critérios de seleção para imagiologia do local do implante dentário: Um documento de posição da academia americana de radiologia oral e maxilofacial. Oral Surg Oral Med Oral Pathol Oral Radiol Endodontol 2000;89:630-7.

37. Resnik RR, Kircos LT, Misch CE. Diagnóstico por imagem e técnicas. In: Implantodontia Contemporânea. Missouri: Mosby; 2007. p. 38-67.

38. Miles DA, Van MD. Radiologia de implantes. Dent Clin North Am1993;37:645-68.

39. Lekholm U. O local da cirurgia. In: Lindhe J, Karring T, Lang NP, editores. Periodontologia clínica e dentisteria de implantes. Copenhaga: Munksgaard, 1997.

40. Palmer RM, Smith BJ, Howe LC, Palmer PJ. Planeamento do tratamento: considerações gerais. Em: Palmer RM, Smith BJ, Howe LC, Palmer PJ, editores. Implantes em medicina dentária clínica. Londres: Martin Dunitz Ltd, 2002.

41. Bahat O. Planeamento do tratamento e colocação de implantes nos maxilares posteriores: relatório de 732 implantes Nobelpharma consecutivos. Int J Oral Maxillofac Implants. 1993; 8:151-61.

42. Bain CA, Moy PK. A associação entre o insucesso dos implantes dentários e o consumo de cigarros. Int J Oral Maxillofac Implants. 1993; 8:609-15.

43. Goodacre CJ, Kan JY, Rungcharassaeng K. Complicações clínicas dos implantes osseointegrados. J Prosthet Dent. 1999; 81:537-52.

44. Misch CE. Implantologia Contemporânea. St. Louis, Mo: Mosby Year Book, 1993.

45. Shetty V, Benson BW. Implantes orofaciais. Em White SC, Pharoah MJ (Eds): Oral Radiology: Princípios e Interpretação (4ª ed). Saint Louis: Mosby, 2000;623-35.

46. Poon C, Barss TK, Murdoch-Kinch CA, Bricker SL, Miles DA, Van Dis ML. Avaliação tomográfica pré-cirúrgica para implantes dentários: Parte 1. Uma técnica de imagiologia modificada. Int J Oral Maxillofac Implants 1990;7:246-50.

47. Shetty V, Benson BW. Orofacial Implants.In White SC, Pharoah MJ, editores. Oral Radiology: principles and interpretation

(Radiologia oral: princípios e interpretação). 5ª edição, St. Louis: Mosby, Inc.; 2004. pp 677-92.

48. Lekholm U, Zarb GA. Seleção e preparação dos doentes. Em Branemark PI, Zarb GA, Albrektsson T, editores. Prótese integrada nos tecidos . Osseointegração em medicina dentária clínica. Chicago: Quintessence, 1985.

49. Lindh C, Petersson A, Rohlin M. Avaliação do padrão trabecular antes do tratamento com implantes endósseos. Resultado diagnóstico da radiografia periapical na mandíbula.Oral Surg Oral Med Oral Pathol Oral Radiol Endod. 1996; 82:335 - 43.

50. Misch CE. Densidade do osso: efeito nos planos de tratamento, abordagem cirúrgica, cicatrização e carga óssea progressiva. Int J Oral Implant 1990; 6(2):23-31.

51. Kircos LT, Misch CE. Diagnóstico por imagem e técnicas. In Misch CE editor. Contemporary Implant Dentistry, 2nd edition, St. Louis, Bosto, London, Philadelphia; 1999.

52. Mupparapu, M., Singer, S.R. Imagiologia de implantes para o dentista. Jornal da Associação Dentária Canadiana.2004;70(1):32

53. Gulsahi, A. Bone Quality Assessment for Dental Implants, Implant Dentistry - The Most Promising Discipline of Dentistry, Prof. Ilser Turkyilmaz (Ed.).2011; 978-953-307-481-8.

54. Wyatt, C.C.L., Pharoah, M.J. Técnicas de imagiologia e interpretação de imagens para o tratamento de implantes dentários. Int J Prosthodont.1998;11: 442-452.

55. Potter BJ, Shrout MK, Russell CM, Sharawy M. Avaliação do local do implante utilizando imagens tomográficas panorâmicas em corte transversal. Oral Surg Oral Med Oral Pathol Oral Radiol Endod 1997;84:436-442.

56. Bhat S, Shetty S, Shenoy KK. Imagiologia em implantologia. J Indian Prosthodont Soc 2005;5:10-4.

57. Byron W Benson. Planeamento radiográfico pré-cirúrgico para implantes dentários. Clínicas de Cirurgia Oral e Maxilofacial da América do Norte 2001;13:751-62.

58. Frederiksen NL, Benson BW, Sokolowski T. Effective dose and risk assessment from computed tomography of the maxillofacial complex. Radiologia Dentomaxilofacial 1995;24:55.

59. Kassebaum DK, Nummikoski PV, Triplett RG, Langlais RP. Radiografia transversal para avaliação do local do implante. Oral Surg Oral Med Oral Pathol 1990;70:674-8.

60. Lindh C, Petersson A. Exame radiológico para localização do canal mandibular: Uma comparação entre a radiografia panorâmica e a tomografia convencional. Int J Oral Maxillofac Implants 1989;4:249-53.

61. Monsour PA, Dudhia R. Radiografia e radiologia de implantes. Aust Dent J 2008;53 Suppl 1:S11-25.

62. Bousquet F, Bousquet P, Vazquez L. Transtomografia para orientação da colocação de implantes em procedimentos cirúrgicos não invasivos. Dentomaxilofac Radiol 2007;36:229-33.

63. Welander U, Li G, McDavid WD, Tronje G. Transtomografia: Uma nova técnica de varrimento tomográfico. Dentomaxilofac Radiol .2004;33:188-95.

64. Krault RA, Babbush CA. Avaliação radiográfica do candidato a implante. Em: Babbush CA, editor. Dental Implants, The Art And Science (Implantes dentários, a arte e a ciência). 1ª edição. Pennsyvania (PA): W.B. Saunders Publication; 2001. p. 35-36.

65. Marion LA, Amir AA, Virgine D, Laurent H. Imagiologia de implantes dentários: Como a tomografia computorizada se tornou uma ajuda para a cirurgia InTech; 2011.

66. Van der Stelt PF. A radiografia digital como ferramenta de diagnóstico. Boletim informativo da AADMRT. verão de 2004.

67. Bloch, F., Hansen, W. &Packard, M.Nuclear induction Physical Review.1946;69:127.

68. Purcell, E.M., Torrey, H.C. & Pound, R.V. Absorção de ressonância por momentos magnéticos nucleares num sólido. Physical Review.1946;69:37-38.

69. Oriso K Kobayashi T, Sasaki M. Impacto dos campos magnéticos estáticos e de radiofrequência produzidos por um gerador de imagens de RM de 7T em materiais dentários mecânicos. Magn Reson Med Sci; Publicado Online: 2015;19.

70. Gray CF, Red path TW, Smith FW. Imagens de Ressonância Magnética de baixo campo para Implantologia.DentomaxillofacialRadiol. 1998; 27:225 - 29.

71. Zabalegui J, Gil JA, Zabalegui B. A ressonância magnética como auxiliar de diagnóstico na seleção de pacientes para implantes

endósseos: estudo preliminar. Int J Oral Maxillofac Impl. 1991; 5: 283 - 88.

72. Gray CF, Redpath TW, Smith FW. Avaliação pré-cirúrgica de implantes dentários por ressonância magnética.J Oral Implantol. 1996;22(2):147-153.

73. Pevsner PH, Ondra S, Radcliff W, George E, McDonnell D, Furlow T. Magnetic resonance imaging of the lumbar spine. Uma comparação com a tomografia computorizada e a mielografia. Ata Radiol Suppl.1986;369:706-707.

74. Idiyatullin D, Corum C, Moeller S, Prasad HS, Garwood M, Nixdorf DR. Ressonância magnética dentária: tornar visível o invisível. J Endod 2011; 37: 745-752.

75. Levin LG, Law AS, Holland GR, Abbott PV, Roda RS. Identificar e definir todos os termos de diagnóstico para estados de saúde e doença pulpar. J Endod 2009; 35: 1645-1657.

76. Seibert JS, Salama H Preservação e reconstrução do rebordo alveolar. Periodontol 2000.1996;11: 69-84.

77. Tallgren A (1972) A redução contínua dos rebordos alveolares residuais em utilizadores de próteses completas: um estudo

longitudinal misto abrangendo 25 anos. J Prosthet Dent.1972;27(2): 120-132.

78. White SC, Pharoah MJ. Capítulo 13. Imagiologia Oral Avançada. Princípios e Interpretação. 6ª ed., St Louis, MO. St Louis, MO: Mosby Elsevier, 2009: 207-224.

79. Lofthag-Hansen S, Grondahl K, Ekestubbe A. TC de feixe cónico para planeamento pré-operatório de implantes na mandíbula posterior: visibilidade de pontos de referência anatómicos. Clin Implant Dent Relat Res. 2009;11(3):246-255.

80. Quirynen M, Mraiwa N, van Steenberghe D, Jacobs R .Morfologia e dimensões do osso maxilar mandibular na região interforaminal em pacientes que necessitam de implantes nas áreas distais. Clin Oral Implants Res.2003;14(3): 280-285.

81. Jacobs R, Mraiwa N, vanSteenberghe D, Gijbels F, Quirynen Aspeto, localização, trajeto e morfologia do canal incisivo mandibular: uma avaliação em tomografia computorizada em espiral. Dentomaxillofac Radiol.200231(5): 322-327.

82. Guler AU, Sumer M, Sumer P, Bicer I. A avaliação das alturas verticais dos ossos maxilares e mandibulares e a localização de pontos de referência anatómicos em radiografias panorâmicas de

pacientes edêntulos para implantologia. J Oral Rehabil.2005;32(10): 741-746.

83. Adeyemo WL, Akadiri OA. Uma revisão sistemática do papel de diagnóstico da ultrassonografia nas fracturas maxilofaciais. Int J Oral Maxillofac Surg 2011; 40: 655-661.

84. Culjat MO, Choi M, Singh RS, Grundfest WS, Brown ER, White SN. Deteção por ultra-sons de implantes dentários submersos através de tecido mole num modelo porcino. J Prosthet Dent 2008; 99:218-224.

85. Cotti E, Vargiu P, Dettori C, Mallarini G. Tomografia computorizada no tratamento e acompanhamento de lesões periapicais extensas. Endod Dent Traumatol 1999; 15: 186-189.

86. Shah N, Bansal N, Logani A. Avanços recentes nas tecnologias de imagem em medicina dentária. World J Radiol 2014; 6(10): 794-807.

87. Brooks SL. Tomografia computorizada. Dent Clin North Am.1993; 37: 575-590.

88. Schwarz MS, Rothman SL, Rhodes ML, Chafetz N. Tomografia computorizada: Parte I. Avaliação pré-operatória da mandíbula

para cirurgia de implante endósseo. Int J Oral Maxillofac Implants 1987;2:137-41.

89. Surapaneni H, Yalamanchili PS, Yalavarthy RS, Reshmarani AP. Papel da imagem de tomografia computorizada na implantologia dentária: An overview. J Oral Maxillofac Radiol. 2013;1:43-7.

90. Scarfe WC, Farman AG, Sukovic P. Clinical Applications of Cone-Beam Computed Tomography in Dental Practice.J Can Dent Assoc. 2006;72:75-80.

91. Kalra, D., Jain, G., Deoghare, A., Lambade, P.Role of Imaging in Dental Implants. Jornal da Academia Indiana de Medicina Oral e Radiologia.2010;22(1):34-38.

92. Lingam AS, Reddy L, Nimma V, Pradeep K. Radiologia de implantes dentários - Conceitos emergentes no planeamento de implantes. J Orofac Sci. 2013;5:88-94.

93. De Vos, W., Casselman, W., Swennen, G.R.J.Imagens de tomografia computorizada de feixe cónico (CBCT) da região oral e maxilofacial: Uma revisão sistemática da literatura. Int J. Oral Maxillofac. Surg.2009;38: 609-625.

94. Webber RL, Horton RA, Tyndall DA e Ludlow JB. Tomografia computorizada de abertura sintonizada (TACT™). Teoria e

aplicação para imagiologia dento-alveolar tridimensional. Relatório técnico. Radiologia Dentomaxilofacial .1997;26:53-31.

95. Liang H, Tyndall DA, Ludlow JB, Lang LA. Imagiologia pré-cirúrgica de implantes em secção transversal utilizando a tomografia computorizada de abertura sintonizada (TACT). Dentomaxilofac Radiol 1999; 28:232-237.

96. Tomografia computorizada e implantes dentários. Capítulo 13. Tomografia computorizada - técnicas e aplicações. Dr. K. Subburaj. Pg 229-250.

97. TischlerM. Tomografia Computorizada Interactiva para Implantes Dentários: Planeamento do tratamento a partir do resultado final protético. Dentistry Today 3/04.

98. Dhafer Saeed Alasmari, Mohamed Abdulcader Riyaz. Papel das modalidades de imagiologia na implantologia dentária. Revista Internacional de Investigação Médica Contemporânea 2016;3(11):3224-3227.

99. Ganz, S.D. "CT Scan Technology- An Evolving Tool for Avoiding Complications and Achieving Predictable Implant Placement and Restoration" (Tecnologia de tomografia computorizada - uma ferramenta evolutiva para evitar complicações e conseguir uma

colocação e restauração previsíveis de implantes) International Magazine Of Oral Implantolgy. 2001;1: 6-13.

100. Benson BW, Shetty V. Implantes dentários. Em: White SC, Pharoah MJ, editor. Oral Radiology Principles and Interpretation (Princípios e interpretação da radiologia oral). St. Louis, Missouri: Mosby, Elsevier; 2009. p. 597-612.

101. Sahai S. Avanços recentes nas tecnologias de imagem em implantologia dentária. J Int Clin Dent Res Organ 2015;7:19-26.

102. Fortin T, Bosson JL, Isidori M, Blanchet E. Efeito da cirurgia sem retalho na dor sentida na colocação de implantes utilizando um sistema guiado por imagem. Int J Oral Maxillofac Implants. 2006;21(2):298-304.

103. Almog DM, Torrado E, Meitner SW. Fabrico de guias de imagiologia e cirúrgicos para implantes dentários. J Prosthet Dent. 2001;85(5):504-508.

104. González-García R, Naval-Gías L, Muñoz-Guerra MF, Sastre-Pérez J, Rodríguez-Campo FJ, Gil-Díez-Usandizaga JL. Cirurgia pré-protética e implantológica em pacientes com atrofia maxilar severa.Med Oral Patol Oral Cir Bucal.2014;10(4):343-354.

105. Ewers R, Schicho K, Truppe M, Seemann R, Reichwein A, Figl M, et al. Navegação assistida por computador em implantologia dentária: 7 anos de experiência clínica. J Oral Maxillofac Surg. 2004;62(3):329-334.

106. Hassfeld S, Mühling J. Cirurgia oral e maxilofacial assistida por computador - uma revisão e uma avaliação da tecnologia. Int J Oral Maxillofac Surg.2001;30(1):2-13.

107. Brief J, Edinger D, Hassfeld S, Eggers G. Exatidão da implantologia guiada por imagem. Clin Oral Implants Res. 2005;16(4):495-501.

108. Fortin T, Champleboux G, Bianchi S, Buatois H, Coudert JL. Precisão da transferência do planeamento pré-operatório de implantes orais com base em imagens de TC de feixe cónico através de uma máquina de perfuração robótica. Clin Oral Implants Res. 2002;13(6):651-656.

109. Bagchi P, Joshi N. Papel da avaliação radiográfica no planeamento do tratamento de implantes dentários: A review. J Dent Allied Sci. 2012;1:21-5.

110. Frederiksen NL. Diagnóstico por imagem em implantologia dentária.Oral Surg Oral Med Oral Pathol Oral Radiol Endod.1995;80:540-54.

111. Bornstein MM, Scarfe WC, Vaughn VM, Jacobs R. Tomografia computorizada de feixe cónico em implantologia dentária: Uma revisão sistemática centrada nas diretrizes, indicações e riscos de dose de radiação. Int J Oral Maxillofac Implants 2014;29 Suppl:55-77.

112. Scaf G et al. Dosimetria e custo da imagiologia de implantes osseointegrados com filme e tomografia computorizada. Oral Surg Oral Med Oral pathol Oral Radiol Endod.1997; 123-27.

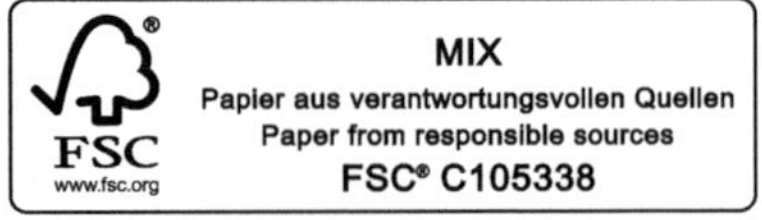

Printed by Books on Demand GmbH, Norderstedt / Germany